医者が考えた猫背がなおる30秒ストレッチ

小林弘幸
Hiroyuki Kobayashi

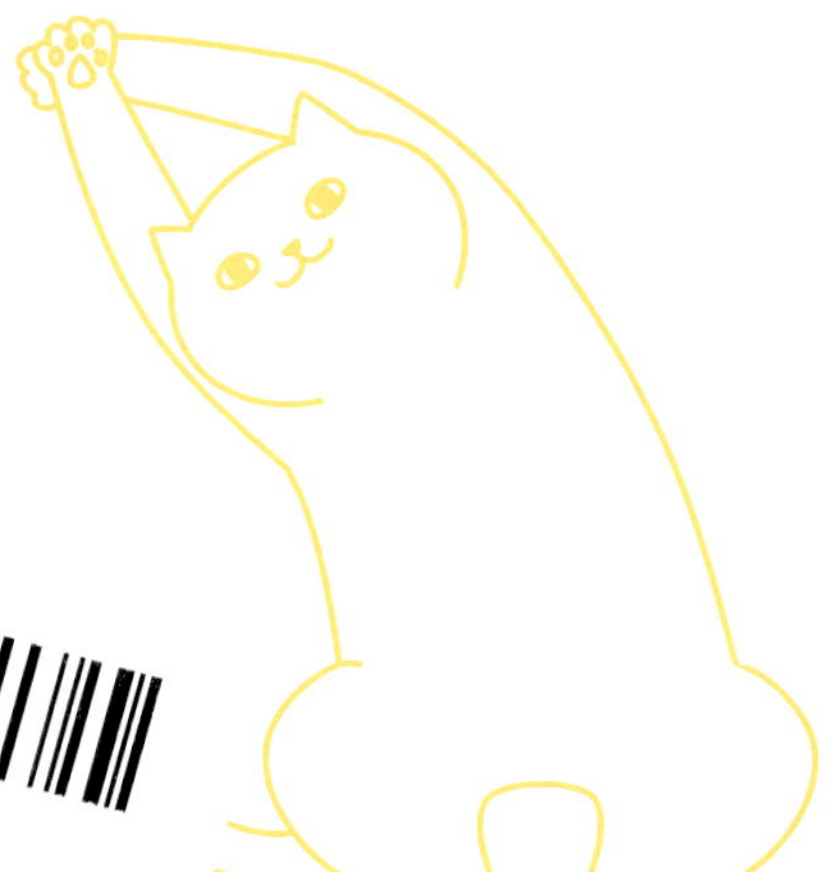

PHP

はじめに

「姿勢がいい人」になる

「先生は、いつも背筋がピンと伸びていますね」

テレビに出演すると、そう言われることがあります。

現代人の場合はだいたい55歳を過ぎると、あちこち痛くて背筋を伸ばしていられなくなってきます。私の場合、若いときにスポーツで酷使《こくし》した後遺症もあり、いつもピンと伸ばしているわけにはいきません。

でも、テレビに出演するときは「背筋をピンと伸ばした自分」を作ります。最高のパフォーマンスを出すためには、そうした姿がいいからです。すると、不思議と自信が出てきて、緊張もしません。

人は、自信がないと背中が丸まってしまい、背中が曲がるともっと自信がなくなります。そうなるといっそう背中が丸まって、さらに自信がなくなり……と、マイナスのスパイラルが生じてしまいます。

実は、**猫背と自律神経には密接な関係があります。**

背骨の隙間《すきま》からは全身をコントロールする大事な神経が通っています。背中が丸まった状態になると、背骨が圧迫されるため、自律神経に絶《た》えず悪い影響を与えていることになるのです。

そんな悪影響があるのに、背中を丸めてしまうのは、一種の防衛本能です。でも、「本能だから仕方ない」とはいえません。これは〝防衛本能が過剰に作動している状態〟なのですから、それをコントロールすればいいのです。

この悪循環を意識的に断ち切ることで、自信のある自分を〝演出〟できます。そして、その演出は続けていると、やがて〝本当〟になってきます。

私も数年前に体調を崩したこともあって背中を丸めて歩いていたのですが、そういう〝演出〟をしているうちに、次第に背筋の伸びた立ち方に戻ってきました。

〝フリ〟はいずれ〝自分のもの〟になるのです。これは、「形から入って魂を入れる」と呼ばれているものです。

普通、「人間は、魂が入ると形が整ってくる」と言われていますが、逆に「形から入る」ほうが簡単に望む状態を得られる場合もたくさんあるのです。

正しい姿勢を思い出すための、たった1つのストレッチ

人間の身体は、「楽な状態」というものを本当は知っています。

たとえば、わざとカバンを指1本だけで持って、そのままいつもの通勤・通学路などを歩いてみてください。しばらく歩くと、いつの間にか指だけでなく手全体を使った楽な持ち方に戻っているはずです。無意識の動作の中では、人はあまり無駄なことをしないのです。

同じように、**人間の身体は、自然に背筋を伸ばした状態を本当は知っています。**

つまりそれはだれでも、猫背の自分から背筋のピンとした自分へ、次第に変わっていくことができる、ということでもあります。

この本では、そのために重要な2つの鍵である、「たった1つのストレッチ」と、「意識改革」をご紹介します。

この本で紹介する**エクササイズは、たった1つ**です。

たくさんあると覚えるだけでも一苦労ですし、まずは毎日続けることを優先してもらいたいからです。

もちろん、充分に身体を動かすことが理想的なのですが、猫背の人は、身体が硬《かた》くなってしまった状態なので、心理的にも身体を動かすのが億劫《おっくう》ではないでしょうか。でも、ちょっとしたストレッチなら、そんなに難しいことではないと思うのです。

また、たとえば机に向かって１時間も集中して仕事や勉強をしていたときや、ベッドで目を覚ましたとき、あなたはウーンと伸びをしますよね。

これはつまり、あなたはすでに「ストレッチする習慣というものを、身体の中に持っている」ということなのです。この本では、自然とそれが増えるように誘導していきます。

もちろん、できるだけ効果的な方法がいいですよね。だから、たった１つのストレッチに加えて、私が厳選した「７つの体操」も用意しました。

意識改革で猫背は治る?!

「意識なんかでは、猫背は治らない」という人もいるかもしれません。

それは「意識」というもののとらえ方の違いです。詳しくは本文で解説しますが、**猫背の人は、無意識レベルで猫背になろうとしています。**これをリセットしないと何度でも元に戻ってしまいます。だからこそ、慢性的な猫背は、むしろ病院では治せないのです。

もちろん、背骨や腰骨に異常がある場合には病院での外科的な治療が必要ですが、たいていの人は整体やマッサージに行くのではないでしょうか。せっかく時間とお金をかけてよくしてもらっても、やがてまた戻ってしまい、通い続ける人もいるでしょう。

一度、整えてもらって、そのあといい姿勢を維持できている人。また猫背に戻ってしまう人。その違いこそ、意識改革です。

その鍵は、身体のセルフ・イメージです。だれでも、自分の身体のセルフ・イメージを持っています。そのイメージが猫背であれば、何をやっても戻ってしまうのです。

この意識を、リセットする。その方法をお教えしましょう。

猫背が治ると、世界観が変化する

現代社会では、うつの人が増えています。その多くの人が猫背で、逆に〝猫背でメチャクチャ明るい〟という人はいません。

私は便秘外来もうけもっていますが、そこに来院する人はだいたい猫背です。

ストレスや便秘と猫背は関係があります。人は暗い気分になると、自然とうつむいてしまうものなのです。

また身体的な面からいっても、姿勢と便秘には関係があります。猫背になると内臓が圧迫されるからです。そうなるといっそう暗い気持ちになり、さらに胃腸の働きを悪化させます。すると、もっと猫背になる……という悪循環になってしまいます。

そこで、明るく大きな声で「いやぁ、こんなの便秘のうちに入りませんよ」と伝えるだけで、便秘が治ってしまう人もいますし、それに連動して自然と姿勢がよくなったりするのです。

そうした患者さんは、姿勢が正しくなると同時に、表情も明るくなります。メンタルと姿勢は、リンクしていることがわかります。

下を向けば暗くなり、上を見れば明るくなります。これは精神面での話であり、同時に実際に目に入る光の量の差でもあります。現代人は、ちょっと下を向きすぎですね。

猫背の姿勢から脱出すると、視界が明るくなり、空の色まで違って見えてきます。

不安感も薄れ、ご飯が美味しくなり、思考は前向きになっていきます。そうすれば自然に人からも好かれて異性にもモテるようになるはずです。これはもう、「人生が変わる」といってもいいかもしれません。

この方法なら、真面目でない人にもできます！

もともと、この内容は機会があればお話ししていました。するとみなさん「ぜひ、これを本にしてください」とおっしゃるのです。

私は青年期と壮年期にそれぞれ数年間、部活での大けがや病気をきっかけに、精神のどん底に落ちました。いまでは姿勢がよくなりましたが、当時は猫背で歩いて、家族や友人に心配されたものです。

「意識改革が重要だ」と私が気づくことができたのは、個人的な体験と、長年の診療経験が関係しています。中でも**「たった1つのエクササイズ」**と**「意識改革」**が重要だということを強く感じ、本書にまとめることになりました。

たった1つのエクササイズと合わせることで、潜在意識を書き換えることは可能なのです。

この本を読み終わったとき――いや、途中まで読んだだけでも、あなたの心の中に「それ」が起きてくることでしょう。

ぜひ、背筋を伸ばした、〝かっこいい自分〟を手に入れてください。

医者が考えた 猫背がなおる30秒ストレッチ　もくじ

はじめに

「姿勢がいい人」になる　002
正しい姿勢を思い出すための、たった1つのストレッチ　004
意識改革で猫背は治る?!　005
猫背が治ると、世界観が変化する　006
この方法なら、真面目でない人にもできます！　008

第1章　猫背の身体はどうなってるの？

猫背の悪影響とは？

かくれ猫背の人も要注意　016
姿勢の乱れが、血流や内臓など多方面の弊害に　018
本当は楽なS字カーブを、猫背というプログラムが隠している　021

猫背を治すと、いいことがある
みんながあなたを見る目が変わり、空の色まで変わる 023
自律神経が整い、疲労回復も早まる 025

第2章　姿勢が悪くなってしまうわけ

私たちは猫背になる文明の中にいる
かつては猫背がなかった？ 028
セロトニンの分泌が乱れる生活 029
人はなぜ、糖尿病になりやすいのか 030
高血圧も身体を守るために生まれたシステム 032
「文明の弊害」の〝最終解決〟は、不可能?! 035
ストレスが猫背を生むのか
ストレスは人生のスパイスのようなもの 037
思考は伝染する

「日常」が遺伝子のスイッチをONにする 039
楽観思考をお届けします 042

第3章 猫背を治すシンプルな方法を教えます

身体を温めて、猫背改善をスタートしよう
とっておきの入浴法と、冬場の注意点 046
「座る」ということ
椅子は地獄! 048
高級な椅子も、座り方次第 049
「立つ」ということ
リラックスする立ち方 051
きちんと立つ、習慣をつけよう 054
その首、回らなくなってませんか? 055

「歩く」ということ

脚はどこから生えている？ 057

大きな歩幅で、軽快に歩こう 058

歩き方を改善すると、いつもの街が一変する 060

これだけ！ たった30秒のストレッチ――肋骨ゴシゴシ体操

超簡単！ 猫背改善の「肋骨ゴシゴシ体操」 062

どうして肋骨をマッサージするの？

猫背革命の４つの扉を開こう 066

硬くなった横隔膜を刺激するため、肋骨をこする 069

長年、猫背だった人にも効果大 071

「もっとやりたい！」人のために 073

効果がさらにアップ！ ７つの体操

その①全身伸ばし〈前〉 076

その②全身伸ばし〈左右〉 080

その③足首揺らし 084

その④両腕の投げ上げ　088
その⑤肩甲骨回し　092
その⑥肩関節&背中ほぐし　096
その⑦全身ストレッチ&脱力　100

深呼吸のすすめ

現代人は呼吸が浅い　104
小林式「1：2」深呼吸のすすめ！　106

習慣にする方法、教えます

今週・今月、続けるには　109
途中で挫折しても大丈夫！　111

第4章　意識改革で、見違えるような自分になる！

「あの人、かっこいいなぁ」は、改善の第一歩

一番の肝！「続かないから難しい」問題　114

セルフ・イメージをアップデートすれば、意識は定着する！　116
「真似る」は「学ぶ」……ロールモデルを探そう　118

「見られている意識」が、あなたを変える！

見られている人は美しい　120
鏡は鑑《かがみ》。自分の姿を教えてくれる　122
日本人は「集中」と「緊張」を混同している　124

おわりに

装丁　井上新八
帯写真　吉田和本
イラスト　伊藤カヅヒロ
編集協力　杉山元康

第1章

猫背の身体はどうなってるの？

猫背の悪影響とは？

かくれ猫背の人も要注意

バレエやヨガ、モデルなどをやっている人でもない限り、「私は姿勢に自信があります！」という人は、多くはないでしょう。

また、〝立っているときはいいけど、座ると姿勢がくずれやすい〟という程度の人は、自分が猫背という自覚がない場合もあります。気づかないけれど姿勢が悪い、いわゆる「かくれ猫背」という人です。

ちょっと周囲を見回してみましょう。会社の同僚や学校の友人はデスクで背中を丸めていて、街中や電車内では多くの人がスマートフォンを覗《のぞ》き込んで、やっぱり猫背になっています。それは、あなた自身の姿でもあります。

パソコンやスマートフォンを操作したり、ノートにペンで書き込んだりするとき、それらはたいてい下にあるので、首を前に倒します。「はじめに」で、「身体は『楽な状態』を知っている」というお話をしました。荷物を右手だけで持っていたら、無意識のうちに左手に持ち替えたりしますよね。身体は思考よりもよっぽど賢いのです。

しかし実は、この〝身体の賢さ〟には罠《わな》があります。たとえばこの本やスマートフォンを持って、目の高さで読んだり操作したりしてみてください。意識しているうちはいいのですが、集中してくると次第に、腕は低く下りて、首は前傾《ぜんけい》してくることでしょう。

つまり、**姿勢が悪い人にとって猫背は、机の上や手に持ったものに集中するためには、楽な姿勢**と言えるのです。

少しの間ならいいのですが、毎日何時間もそんな姿勢で目を酷使していると、猫背の姿勢が定着してしまいます。

猫背は直立姿勢と比べると、内臓を圧迫することになりますから、健康にいいとはいえません。なにより、あまりかっこよくありませんよね。

みなさん気づいたときに、一瞬は胸を張っていい姿勢を取ろうとするのですが、いつの間にか戻っていることが多いようです。

また、「自分は猫背ではない」と思っていても、「なんか、テレビで観《み》る俳優やモデルの人とは、立ち方が違うなぁ」と感じることもあるでしょう。猫背にならないようにと、今度は無自覚に「かくれ猫背」になってしまっているケースです。

かくれ猫背とは、身体は「丸まろう」としていて、意識が「伸ばそう」と考えているときに、うまく背筋を伸ばす方法がわからなくて、変に胸を張ったりしてしまう状態です。

筋肉にかかる負担は、通常の猫背より大きいといわれています。周囲から姿勢がいいといわれていても、本人が背中や腰のこりを感じる場合は、このケースが当てはまるかもしれません。

姿勢の乱れが、血流や内臓など多方面の弊害に

猫背の姿勢では脳が酸素不足になるので、ストレス耐性も低くなります。そうなると、いっそう猫背が進行し、定着してしまいます。

ストレスと猫背の関係は第2章で詳しく紹介しますが、「酸素が足りなくなる」というのは、どういうことでしょうか?

気道は、ストローと同じです。首をくの字に曲げている時間が長いと、気管が圧迫されて呼吸が浅くなり、脳だけでなく全身に酸素が少ない状況になります。

酸素は肺で血液に取り込まれますから、猫背だと胸郭《きょうかく》や横隔膜《おうかくまく》の動かせる範囲が狭《せま》く

胸郭は呼吸時、自在に動く

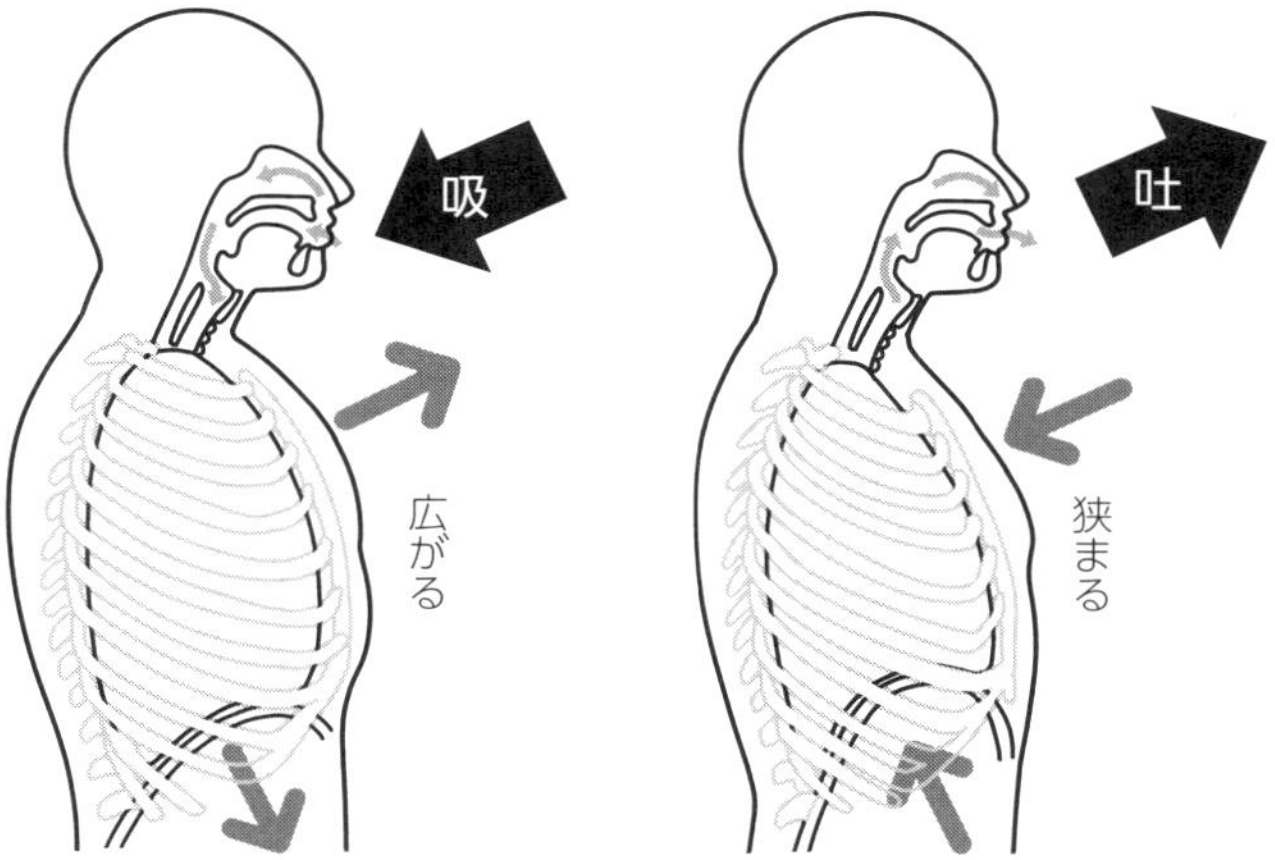

なります。

胸郭は12対の肋骨《ろっこつ》や胸椎《きょうつい》によって構成されています。一般に、胸郭は「肺や心臓を守る頑丈《がんじょう》な籠《かご》のようなもの」と思われているのですが、これにはちょっと誤解があります。防御しているのは事実ですが、ガッチリ動かないようなものではないのです。

肋骨は脊椎《せきつい》や胸椎と、関節や肋軟骨《ろくなんこつ》でつながっています。そのため、籠のような胸郭は、呼吸に合わせて柔軟に膨《ふく》らんだりしぼんだりします。というよりも、「胸郭が広がることによって、空気を吸い込んでいる」というべきかもしれません。映画や漫画などで「アバラが2~3本折れたみたいだぜ」というセリフがありますが、そんなに折れたらまともに呼吸はできません。「肋骨は呼吸するための装置だ」という人までいるぐらいなのです。

「深呼吸しようとすると、背中が痛いんです」というほど肩こりのひどい人は、つまり胸郭・肋骨を広げられないぐらい、肩や背中の筋肉が固まってしまっているわけです。

呼吸は、ヨガや座禅などの瞑想法《めいそう》はもちろん、あらゆるスポーツのメンタル管理で重視されています。酸素を効率よく取り込まないとマラソンのような長距離は走れませんし、脳だって酸素が必要です。

そして首（＝頸部《けいぶ》）には太い血管があります。ということは、頭が前に倒れている猫背になると、これが圧迫され、脳にいく血の量が減ってしまうわけです。しかも首の筋肉が強張《こわば》っているといっそう血流が悪くなってしまいますから、悪いことだらけです。

また、**猫背は腰痛の原因にもなり得ます**。猫背によって筋肉が緊張しっぱなしになるだけでなく、骨盤内の血流量が減少するからです。

首でも腰でも血流が悪くなるというのは、簡単にいうと全身の血行が悪化するということ。文字通り「血の巡りが悪くなる」わけですから、便秘や逆流性食道炎などの原因にもなります。

大規模な統計は取られていませんが、**猫背は日本人の健康寿命に多大な悪影響を与えている**、と私は考えています。

本当は楽なS字カーブを、猫背というプログラムが隠している

身体の各部分というのは意外と重いものです。

人間の頭部は、だいたい5～6kgあります。これはだいたいボウリングの玉や、大きめのスイカぐらいです。

こんなに重いものを肩の上に乗せているのですから、どんな姿勢でも疲れそうなものです。でも、人間の身体はよくできています。

自然な姿勢で立っているとき、人間の背骨は一般的に「S字」といわれる複雑なカーブになります。ただし「S」には二つのカーブがありますが、背骨の場合は22ページの図のような3つのカーブが合わさった形状を取っています。

四足歩行の哺乳類は、背骨は地面とほぼ水平で、ゆるやかな一つのカーブになっています。人間の場合は直立二足歩行で巨大な脳を支えるため、3つのカーブになりました。そして、それを意識することなく身体を動かせる〝プログラム〟を持っています。

人間は３つのカーブで、重い頭を支えている

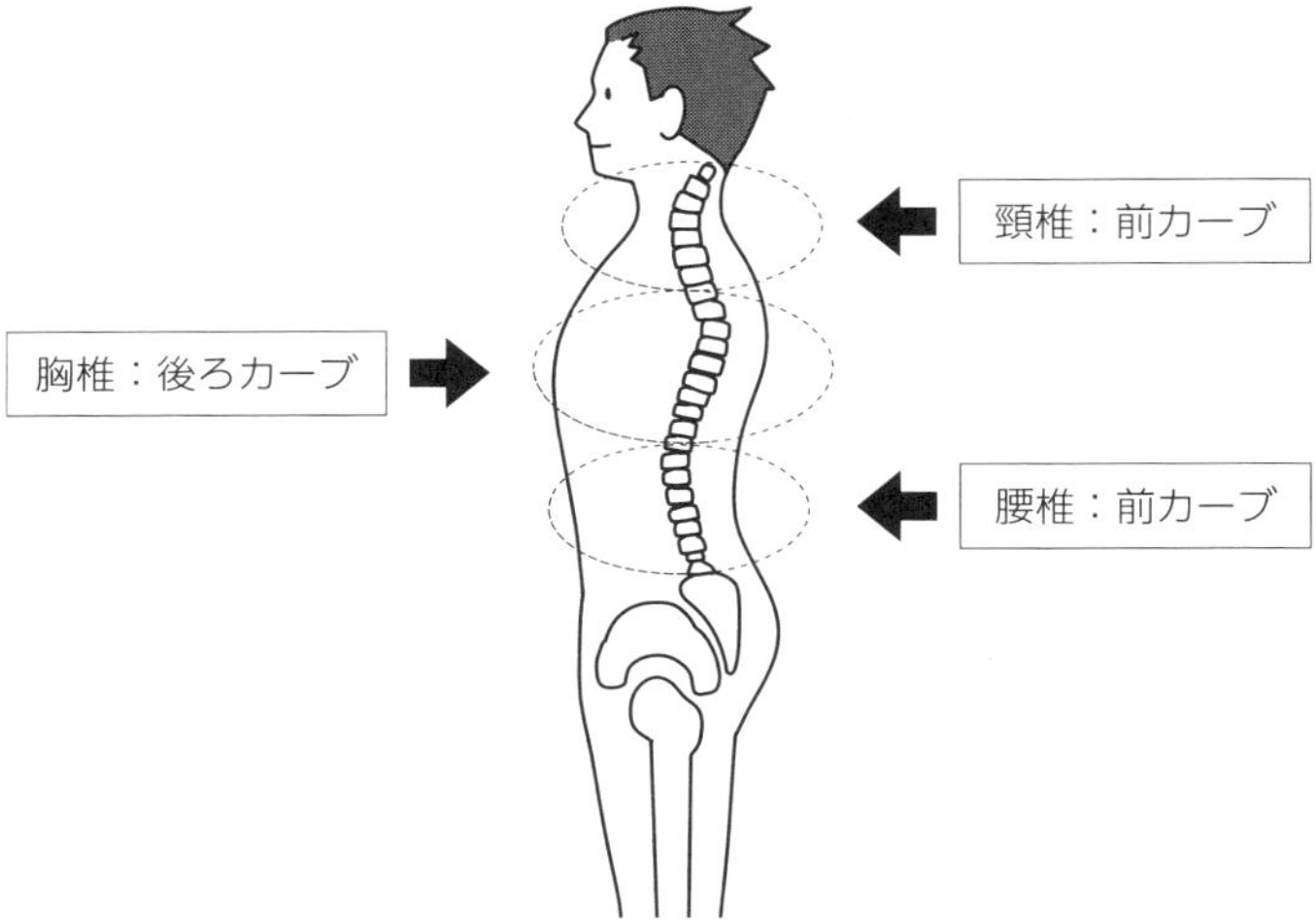

しかし**背中が丸まって頭が前傾すると、筋肉を使いっぱなしになり、緊張状態が続く**ことになります。つまり、人間という生物の基本設計から外れた使い方となるのです。

しかし、これまた人間の身体はよくできているもので、負担のかかる姿勢でも、意識せずにバランスを取る――本来と違うプログラムに書き換える、いわば〝再プログラミング〟してしまうのです。こうした再プログラミング自体は悪いことではなく、生命が生き抜くための優れた仕組みではあります。しかし、現代を生きる私たちにとっては、ちょっと困る面もあります。

現代の生活の中で、本当の意味で（つまり内臓にとって）楽な姿勢を忘れて猫背で座り

続けていると、身体の重心の取り方が変わり、筋肉のつき方すら猫背に対応したものになっていきます。

すると**猫背が治り始めたとき、歩くだけで筋肉痛が出る**ことがあります。それが原因で猫背の改善をやめてしまう人もいますから、実にもったいないことです。そんなときは「筋肉痛はチャンス！」と思って、改善を続けましょう。

ガチガチに筋肉が強張っている場合、まずはお風呂でゆるめることも必要です。「風呂ならいつも入っているよ」と思われるかもしれませんが、46ページの入浴法を試してみてください。

猫背を治すと、いいことがある

みんながあなたを見る目が変わり、空の色まで変わる

先日、学会で金沢に行ったときに、年配の方と話す機会がありました。年齢を聞いてび

つくり、92歳だとおっしゃるのです。背筋も伸びていて、10歳以上若く見えました。

人の印象は、顔や服装だけでなく、姿勢も重要な判断基準になってきます。年齢はもちろんのこと、ビジネスやプライベートでも同じです。

たとえば、立ち居振る舞いが素敵な人が着ている服と同じものを着ていても、姿勢が悪いと「なんだかパッとしない」印象となってしまいます。

能を観たことはありますか？　能のお面は木彫りですから、実際の顔のように変化することはありません。しかし、ごく微妙に角度を変えることにより、光の当たり方が変化して、本当に表情が変わって見えます。

洗面所の鏡の前で、ちょっと実験してみてください。額や鼻、頬骨《ほお》など、顔には意外と陰影があります。にっこり笑顔を作っていても、顔の角度ひとつで印象は全く違ってきます。

猫背にはいろいろなタイプがありますから、顔にしっかり光が当たって、顔だけ見れば問題なさそうな人もいます。でも安心しないで。これは、背中が曲がって顎《あご》が上がっているタイプですから、横から見たときの印象はいっそうダウンしてしまいます。

逆に考えれば、**猫背が治れば周囲からの印象がぐっとよくなります。いわゆる「モテ**

る」といってもいいでしょう。

猫背の改善で、よくなるのは周囲からの評価だけではありません。

意外なところでは、たとえば、字がうまくなります。もともと文字を書くというのは一種の運動です。動きを制限されれば、伸びやかな動作はできません。

猫背の姿勢だと、背中や腕で身体を支えているので、手首から先の関節や筋肉だけを使って書くことになります。背筋が伸びれば前腕が自由になり、文字に自由さが生まれます。

自律神経が整い、疲労回復も早まる

「猫背を治したら、全身の不調がみるみる消えた」という人は少なくありません。

その大きな原因の一つが、私の専門分野でもある「自律神経」です。猫背だと頸部の筋肉が常に緊張し、脳と胴体をつなぐ神経や血管に負担がかかり、自律神経の働きに悪影響を及ぼすのです。

自律神経は、心臓の拍動や代謝、発汗や胃腸の働きなど、自分の意思ではコントロールできないような分野のコントロールを、24時間休みなく司《つかさど》っています。

自律神経には〝アクセル役〟の交感神経と、〝ブレーキ役〟の副交感神経があります。アクセルを踏みっぱなしでも、ブレーキを踏みっぱなしでも、車はまともに動かせません。

自律神経の働きが安定してくると、身体の細胞の隅々まで質のいい血液が行き渡り、臓器も充分に働いてくれるようになります。すると**疲労回復も早まりますし、顔色だってよくなります。そして精神状態も安定し、健康的な美を手に入れる**ことができます。

それと、嬉しいとき、人は視線を上げて笑います。猫背の人も、自然と背筋が伸びます。視線が上がると呼吸が深くなり、口角《こうかく》（口の端《はし》）が上がると副交感神経が優位になって、免疫力が高まります。

健康の結果としての笑いのはずが、逆に原因となって、健康という結果を生むのです。

第2章

姿勢が悪くなってしまうわけ

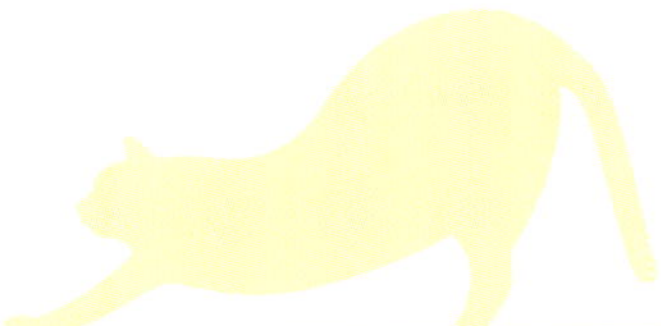

私たちは猫背になる文明の中にいる

かつては猫背がなかった？

第1章では「人間の自然な状態は、背骨がS字にカーブしている姿勢だ」というお話をしました。

だとすると、猫背はいつ、どうして、どのように発生し、私たちの生活の中で問題になっていったのでしょうか？

実はこれは、うつ病や肥満、あるいは高血圧など、私たちを悩ませる他の問題とも同じような経過をたどっているのです。そしてそこには、「身体的ストレス」と「心理的ストレス」が関係してきます。

「なぜ、猫背になるのか」

それを知ることは、猫背を治すことにもつながります。それは、自分の身体と、それを動かすプログラムを知ることだからです。

なぜなら大昔、私たちのご先祖さまは猫背に悩まされていなかったようだからです。

セロトニンの分泌が乱れる生活

アフリカのタンザニアに、1万年前と変わらない狩猟採集生活を営む、ハッザ族と呼ばれる人たちがいます。このハッザ族には、うつ病の人はいないそうです。

そして彼らの立ち姿はスラリとしていて、猫背の人もいません。

彼らは一日に30㎞も歩きますし、早寝早起きで、食事も健康的です。こういう生活は、セロトニンの分泌《ぶんぴつ》を促《うなが》すことが知られています。セロトニンは神経伝達物質の一つで、精神の安定に深く関わっていますから、それが増えると心が平穏になります。

私たちの住む、いわゆる文明社会は、この逆を突き進んでいます。

たとえばパイロットや看護師など、シフト制で仕事をする人はセロトニンの分泌も乱れやすいですし、現代的な食生活もカロリー過多です。

セロトニンは、脳と腸から分泌されます。しかし、そのうち95パーセントは腸で作られるのです。そのため、**姿勢が悪く、胃腸の働きが弱まると、セロトニンも減ってしまいます。**

また、セロトニン分泌量は深呼吸でも増えることがわかっています。**猫背の人は呼吸が浅くなっているので、背筋が伸びれば「胃腸」「肺」ダブルの効果でセロトニンが増えるのです。**

人はなぜ、糖尿病になりやすいのか

現代の食生活ではメタボが増え、たくさんのダイエット方法があります。ダイエットは、現代人の健康における最も大きな問題の一つです。

どうしてこんなに、ダイエットが必要なのかという疑問に、進化の視点から答えると、「最近まで、食べ物が足りなかったから」。

長い進化の歴史の中で、人類は農耕を始めるまで、「食料が豊富で、カロリーが過剰になる」という事態に直面してきませんでした。

でも自然界では、今日食料を手に入れられても、明日は食べられるかわかりません。そのため、カロリーを蓄《たくわ》えて、エネルギーを節約することが得意な個体が生き残ってきました。

この「倹約《けんやく》遺伝子」は生存に有利な能力です。しかし、農耕社会で安心してご飯が食べられるようになると、これがかえって問題になってしまいました。

ご飯を食べると、血糖値が上がります。血糖値は細胞を動かすエネルギーとなるブドウ糖の血中濃度のことで、低すぎても高すぎてもよくありません。低血糖になると判断力が低下し、ついには意識障害になりますし、高血糖だと血管自体がダメージを受けてしまいます。こうなると、いわゆる糖尿病です。

血糖値は、ストレスを感じると上がります。なぜでしょうか？

生物は、ピンチのときにサッと行動できないと生き残れません。そのため、ストレスを感じると身体中にエネルギーを供給できるよう、甲状腺ホルモンやコルチゾールといった〝血糖値を上げる仕組み〟をいくつも備えています。

ボクシングなどの格闘技のテレビ中継で「アドレナリンが出る」といった言葉が飛び交いますよね。このアドレナリンも、血糖値を上げる副腎髄質《ふくじんずいしつ》ホルモンの一種です。

しかし、人の〝血糖値を下げる仕組み〟はインスリン一つしかありません。この理由も、『「ご飯が余る」』ことを想定していないから」です。

血糖値を上げるシステムが一つ不調になっても、他の方法が使えます。でも、下げるほうには予備がありません。

だから、このシステムの調子がおかしくなるだけで、糖尿病になってしまいます。

もっと簡単にいうと、**人間は血糖値を上げるのは得意で、下げるのは苦手なので、どうしても糖尿病になりやすい**のです。

現代文明での生活は、食事とストレスのダブルパンチで、血糖値は上がりっぱなしです。遺伝子が用意した〝生存に有利な身体〟と、生活がマッチしていないのです。

高血圧も身体を守るために生まれたシステム

さて、ちょっと矛盾するように聞こえる話ですが、実は、人間というのはストレスに強い動物です。

いろいろな動物や植物を飼育・栽培したことがある方は、ピンときたと思います。たとえば光の当たり方や食事など、環境がちょっと変わるだけで参ってしまう生物は少なくありません。それらと比較すると、人間はずいぶん〝鈍感〟なのです。

でも、私たちはストレスに悩まされています。それは、私たちが作った社会に、たくさんのストレスがあるからです。

人間関係、労働制度、食生活、交通機関、睡眠不足……どれも、私たち自身が作ったものですよね。もし人間がストレス耐性の低い動物だったら、こんなにストレスの多い社会は作らないでしょう。

現代社会はストレスだらけです。それは、私たちのストレス耐性が高いからこそ「もうちょっといける」「まだいける」と、どんどん高ストレスの社会にしてしまった面がありそうです。そして、いくらストレスに鈍感といっても、近代化以降の社会は度を越してしまいました。

同じように、**現代病のうちいくつかは、人間の得意分野でこそ起きています。**

高血圧も、このパターンです。人間は汗をかく能力が非常に高い動物で、暑いときにはたくさん発汗して、その気化熱で体温を下げることができます。他には、こんな動物はなかなかいません。

たとえばカンガルーはたくさん汗をかけないので、前腕に唾液《だえき》をつけて身体を冷ます習性があります。身近なところでいうと、イヌも汗をかけません。だから暑い季節や走ったときにはハッハッと口から呼吸することで体内の熱を逃していますね。

呼吸で冷却するシステムより、汗による冷却システムのほうが効率よく身体を冷やせます。そのため、イヌより人間のほうが長時間走ることができます。

これによって人間は、素晴らしいハンターになりました。獲物より足が遅くても、相手が疲れるまで長時間走ることで追いつけるのです。

「原始時代の狩猟」というと、投げ槍《やり》でウシやゾウを倒しているイメージがあるかもしれません。でも、武器が発明されたのは石器時代です。その前は2本の足で走り、小型の動物を素手で捕まえていたと考えられています。

しかし、走り続ければ体温が上がり、たくさんの汗をかきます。

そして汗をかくと体内の大切なミネラル分まで排出してしまいます。たとえば細胞の浸透圧などの調整に必要なナトリウムです。運動すると塩気の強いものを食べたくなるのは、このためです。

それなのに、数万年以上前にアフリカで人類の祖先が住んでいた場所には、おそらく岩塩（塩化ナトリウム）など「口から摂《と》れるナトリウム」がなかったと考えられています。

ここに住んでいる動物は、捕まえた獲物からナトリウムを摂取します。しかし汗をどんどん流すと、失われるナトリウムのほうが上回ってしまいます。

そこで人間の身体は、こんな仕組みを作りました。汗は最初「前駆汗」と呼ばれる状態で、この段階ではかなりのナトリウムが含まれています。それを汗腺《かんせん》から出す前に、いわばフィルターのように濾《こ》し取ってナトリウムを体内に戻す仕組みになっているのです。

これは、ナトリウムの節約といえますね。おそらく何万年もかけて、人間はそのように進化したのでしょう。

しかし私たちの先祖が人類誕生の地を出て各地に散ったとき、岩塩などの形で口から塩分を摂取するようになりました。するとナトリウムが過剰となり、最初の高血圧が生まれたと考えられています。

このように、**汗という優秀な冷却システムがナトリウム不足を生み、そのナトリウムを節約する有利な仕組みが、あとになって高血圧の原因となりました。**

「あちらを立てればこちらが立たず」といえるかもしれません。特に、文明の進歩は人間の進化より速いので、いろいろな不都合が生じます。

「文明の弊害」の〝最終解決〟は、不可能?!

石器時代の食生活は、健康的だといわれています。炭水化物の摂りすぎもないですし、食べ物が固いと顎が発達しますから、親不知《おやしらず》もありません。

石器時代は非常に長かったので、身体が対応することができました。

でも、農耕が始まってからは1万年ほどしか経っていません。一人の人生よりはずいぶん長いですが、進化をするには短すぎます。特に、柔らかいパンやたくさんの香辛料を使えるようになったのは、長めに考えても、ここ数百年以内のことです。

人類の身体は、穀物や香辛料をふんだんに使う食事には、まだ適応していないのです。「石器時代の食生活が健康だ」と主張する人がいます。極端な話ではあるのですが、こうした歴史を踏まえると、一理あります。

もしあなたが「なにより健康食でさえあればいい！」というシンプルなルールで考えるなら、ご先祖さまと同じ生活にするのがいいということになります。

でも、さすがにこの時代に戻るわけにはいきません。だって石器時代は乳幼児死亡率も極めて高く、生き残った大人もほとんど早く死亡していたようですから。

そもそも、いま地球上で70億もの人が生きていけるのは、農業と科学技術あってのことです。

現代の生活は、文明に由来する弊害をたくさん生んでいます。でも、文明は病気や外敵の危険を大幅に下げてきました。トータルでは文明化の利点のほうが、明らかに勝《まさ》っています。

文明は、捨てられない——そういう意味では、高血圧やストレス、そして猫背などを〝根本的に解決する方法〟というのは〝ない〟ともいえるのです。

ストレスが猫背を生むのか

ストレスは人生のスパイスのようなもの

ストレスがかかると戦闘態勢＝猫背になり、平常時には背筋が伸びる。それが人間の本来のプログラムです。

たとえば急に人前で喋《しゃべ》らなければならないようなとき。ついつい背中が丸くなり、声も小さくなってしまいませんか？　ストレス下で身体を丸めるのは防衛本能なので、これはごく自然なことなのです。

現代社会では、仕事や社会の情報があふれ、夜まで強い光に晒《さら》されるなど、たくさんのストレスがかかっています。すると、猫背になるスイッチをＯＦＦにすることができなくなってしまうのです。

狩猟採集時代、あるいはそれ以前の「ストレス」は、生命の危機に直結していました。でも文明社会では、そのようなことはめったにありません。

仕事の緊張、人前で喋る緊張、勉強のストレス……どれも人生にとって大事なことかもしれませんが、でも、死ぬわけじゃない。それに、**気分が暗いと背中が丸くなり、気分が晴れれば背筋は伸びます**。だから、楽天的な思考が必要なのです。

ただし、ストレスは完全に悪者なのではありません。ストレスは、人生におけるスパイスです。スパイスは食事に彩りを与え、食欲を増進させてくれます。しかし、あまり多く摂取すると身体によくないものもあります。

身体には、小さなストレスが必要です。たとえば運動はストレスなのですが、まったく運動をしない生活では、筋肉は減り、脂肪が増えてしまいます。

また、適度なストレスには、自律神経を整える効果があります。メリハリのない生活だと交感神経のスイッチが入らず、「朝から、なんかダルい」「夜なのに、眠れない」と言い続けるはめになります。

心にも、軽いストレスは大事です。一流のアスリートだって、本番の緊張感があるからこそ、練習よりはるかにいい記録が出せるのです。

定年になって引退すると、とたんに抜け殻のようになってしまう人がいます。仕事にはストレスがつきものですが、それが人生の「はりあい」となっていた証拠で、毎日、活力を与えてくれているともいえます。

思考は伝染する

「日常」が遺伝子のスイッチをONにする

人の能力や性格において、環境だけでなく遺伝子の影響は大きいものです。しかし問題は「遺伝子か環境か」という二択ではなく、その両方だということが、最近ははっきりしています。

親子や兄弟が似るのは、同じ遺伝子を持っているからだけでなく、同じ環境にいるからでもあります。病気になりやすい遺伝子を持っていても、発病率は生活によって違います。

「ある遺伝子が発現するか、しないか」というのは、後天的な環境によって、実は変わってくるのです。これは「何らかの遺伝子を持っていても、そのスイッチがONにならないと発現しない」と言い換えられます。

この話は非常に面白いので、詳しく知りたい人は『心も体もよみがえる！「遺伝子スイッチ」を切り替える最高の健康法』（辰巳出版）を読んでみてください。ここでは猫背の謎を解くために、かいつまんでお話ししますね。

性格・心理面での遺伝子スイッチの例をあげましょう。ネズミに繰り返し電気ショックを与えると、動かなくてはいけないときに、身体がすくんで動かなくなってしまいます。繰り返された恐怖により、本来とは違うプログラムへ、脳のスイッチが切り替わってしまうのです。

人間の場合にも、似たようなことがあります。ヘビやクモに対する恐怖症の遺伝子を持っていても、子供のうちは平気な人がいます。しかし繰り返し目にするうちに、ある日突然恐怖を感じるようになる場合があるのです。

運動の才能も同じです。「成功は1万時間の努力から生まれる」という言葉がありますす。スポーツや音楽など、どんな分野でも練習なしで世界のトップに立てる人はいません。逆に「プロになるほどの才能はない」と言われた人であっても、必死で練習を積むことによって第一線で活躍できるようになるといいます。

ある運動や芸術に役立つ、いくつかの遺伝子があるとします。それを持っていても、そのスイッチをONにするのは簡単ではありません。一定以上の繰り返しによって、初めてONになるのです。もちろん、どの程度の訓練で開花するかには個人差があるのですが。

なにかの技能のために1万時間の訓練をするのは大変です。しかし一日6時間なら、約4年半。会社や学校に行ったり、家事をしたりする時間は、簡単にそれを超えてしまいます。

猫背という、日常のあり方。そのスイッチがONになり常態化するのは、「猫背になるための練習を、毎日何時間もやっているから」です。

勉強や作業をしやすいように机に向かって前傾して、かつ自分の心にストレスをかけて、猫背——つまり戦闘態勢を取れるように、毎日一生懸命努力して、身体を「再プログラミング」してきた結果、あなたは猫背の姿勢を獲得してしまったのです。

楽観思考をお届けします

私が今のように楽観的な思考になれたのは、遺伝的な要素が関係していると思われます。母が同じような性格だったからです。

その遺伝子を受け継ぎ、しかも本人と毎日接していたものですから、もともと持っていた楽観的思考の遺伝子のスイッチがONになったのです。もし悲観的な両親に育てられていたら、このような性格にはならなかったことでしょう。

50代で病気で死にかけたときも、人生の終わりのような気分になりました。でもなんとか脱出できた理由の一つは、この性格があります。

楽観主義者は脳の「側坐核《そくざかく》」、悲観主義者は「扁桃体《へんとうたい》」が活性化しています。

この側坐核を活性化させれば、人や過去や未来にむやみにとらわれず、無用なストレスによって背中を丸めることもなくなります。

「でもウチの親戚には、楽天家がいません」という場合も、大丈夫です。思い出してください。才能が少ないと言われた人でも、繰り返しによってスイッチをONにできる——と。

「オリンピックで金メダルを取ろう」と言っているわけではありません。日常生活の中で、心と身体のありようを、ほんの少し変えていくだけなのです。

さらに、人間にはだれでも〝模倣《もほう》する能力〟というものがあります。「ミラー・ニューロン」という言葉を聞いたことはありますか。相手の行動を、自分の行動として反映させようとする神経細胞です。人は、身近な存在の影響を受けるようにできているのです。

だから、悲観的な人と接していると悲観的に、楽観的な人と接していると楽観的になります。**楽観論も悲観論も、人から人へ伝染するのです。**

ぜひ、身近な〝明るい人〟の真似をしてみてください。

私があなたの身近にいるならば、楽観的な雰囲気を伝えることができるでしょう。みなさんの横にはいませんが、私の考えを詰め込んだ、この本自体が私の分身です。すでに本という形で、あなたの手の中にあります。

「そんなこと言っても……」と、口グセのように言ってしまう人もいるでしょう。

ふと口をついて出たその言葉に、もう一つ足してみましょう。

「あー……でも、そうかもなぁ」

もう一声！

「――いや、そうだ」

黙読と音読では、脳の使う部分が違います。こうした言葉を口に出すことは、すでにそれを現実化することにつながっています。

別に、物理法則を変えようというんじゃないんです。ただ自分の、脳の働きのクセを、その脳の働きの中で調整しようというだけです。

全身の血流が元気よく流れる様子をイメージして運動すれば、実際に細胞が活性化し、自律神経の働きも整ってきます。これは実験で確認されていることです。

あなたは今までの人生で一生懸命、猫背になろうとしてきました。猫背になるためのいくつかのスイッチを次々とONにして、姿勢を再プログラミングしてきました。それを、正しい姿勢に再々プログラミングしていくのです。

第3章では、実際に身体――猫背に働きかけることを学んでいきます。

第3章

猫背を治すシンプルな方法を教えます

身体を温めて、猫背改善をスタートしよう

とっておきの入浴法と、冬場の注意点

ではいよいよ、猫背の改善を始めていきましょう。まず準備段階として、身体を冷やさないことが大事です。

長年、猫背の状態で生きてきた人は、背中や頸部の筋肉がガチガチに固まっています。お風呂に入って身体を温め、筋肉をゆるめるといいでしょう。

仰向けに寝られないほどのひどい症状なら病院や整体院にかかったほうがいいのはいうまでもありませんが、ほとんどの猫背は日常生活の中で改善できるのです。

39度から40度ぐらいのぬるめのお湯に、15分ほど半身浴するのがおすすめです。できたら、最初の5分は肩まで、その後の10分はみぞおちまでつかるのがいいでしょう。

この方法だと、交感神経から副交感神経にスムーズにスイッチが切り替わるので、非常にリラックスできます。仕事や家事、勉強などで興奮状態にある心と身体を、スッとゆる

めてくれます。

「42度以上の熱い風呂でないと、入った気がしない」という人もいますが、あまり熱いと身体がリラックスモードになりません。浴室と浴槽などの温度差が大きすぎると、ヒートショックで脳梗塞や心筋梗塞になるおそれもあります。

また、お風呂から出て15分後や30分後にサーモグラフィーで測《はか》ってみると、半身浴のほうが身体が冷めていないことがわかります。

こうした対策は、季節によって異なります。冬は寒いので、特に姿勢が悪くなってしまいがちです。

寒いと筋肉が収縮しますし、ポケットに手を入れて歩くと、よけいに背中が丸くなります。旧海軍では、ポケットを縫いつけて使えなくした、という話もあるくらいです。ポケットに手を突っ込んで背中を丸めて歩くよりも、お気に入りの手袋をはめて颯爽《さっそう》と歩いたほうがかっこいいですよね。

「座る」ということ

椅子は地獄！

ここからは「座る」「立つ」「歩く」という3分野に分けて、見ていきましょう。

現代人が猫背になる、物質面での最大の原因——それは、椅子です。

椅子に座って頭と手を使う作業をすると、もう確実に背中は丸まります。すでに述べたように、まずこれは内臓や血行に悪影響があります。

そして「椅子に座って机に向かう」という姿勢は、「猫背になりたがる」のと同じ意味だといってもいいでしょう。本を読むにしても、ノートを取るにしても、パソコンで作業をするにしても、すべて〝うつむく姿勢〟になります。

短時間のことなら、集中できるからいいのです。でも、長時間続けたら確実に猫背になってしまいます。

人間は、長時間椅子に座るようにはできていません。「椅子に座り続けることは地獄」

なのです。これは声を大にして断言します。**30分に一度は立ち上がって、ストレッチをしましょう。**

会議中など、どうしても立つことができないときは、その場で足踏みをすると血行が改善されます。これは30分未満でもやっておくと、さらにいいですね。いい——というよりも「マシ」なのですが。

もう一度言います。椅子は地獄です。「椅子には近づかない」「椅子を見たら避ける」ぐらいでないといけません。

中には「うちの会社は、立ったりできない空気なんです」と言う人もいます。この〝空気〟というのは厄介なものですが、「椅子に座ったまま足踏み」など、できるところからやっていきましょう。

高級な椅子も、座り方次第

最近は高性能なオフィスチェアもいろいろ手に入るようになりました。でも「これさえあれば、何時間作業しても、猫背や腰痛に悩まされない」というわけにはいきません。

値段が高い椅子でも、〝マシな地獄〟です。と言いつつ、私もそういった椅子のお世話になっていて、研究室では座面分割タイプの高機能チェアに座っています。これは、座る部分が2つに分かれていて、骨盤の左右どちらか一方に体重をかけてしまわない設計になっているのです。

ただし、これ1つではありません。すぐ隣に座面の高いカウンターチェアも置いていて、ときどきそちらにも座っています。

座面の高さをこまめに変えてみたり、前寄り・後ろ寄りに座り方を変えてみたりするのも、きっかけとしてはいいでしょう。**その場合も、ぜひ毎回立ち上がりましょう。**

最近は、立って作業ができるスタンディングデスクを導入しているところも増えてきたようです。そういう選択肢が選べるなら、積

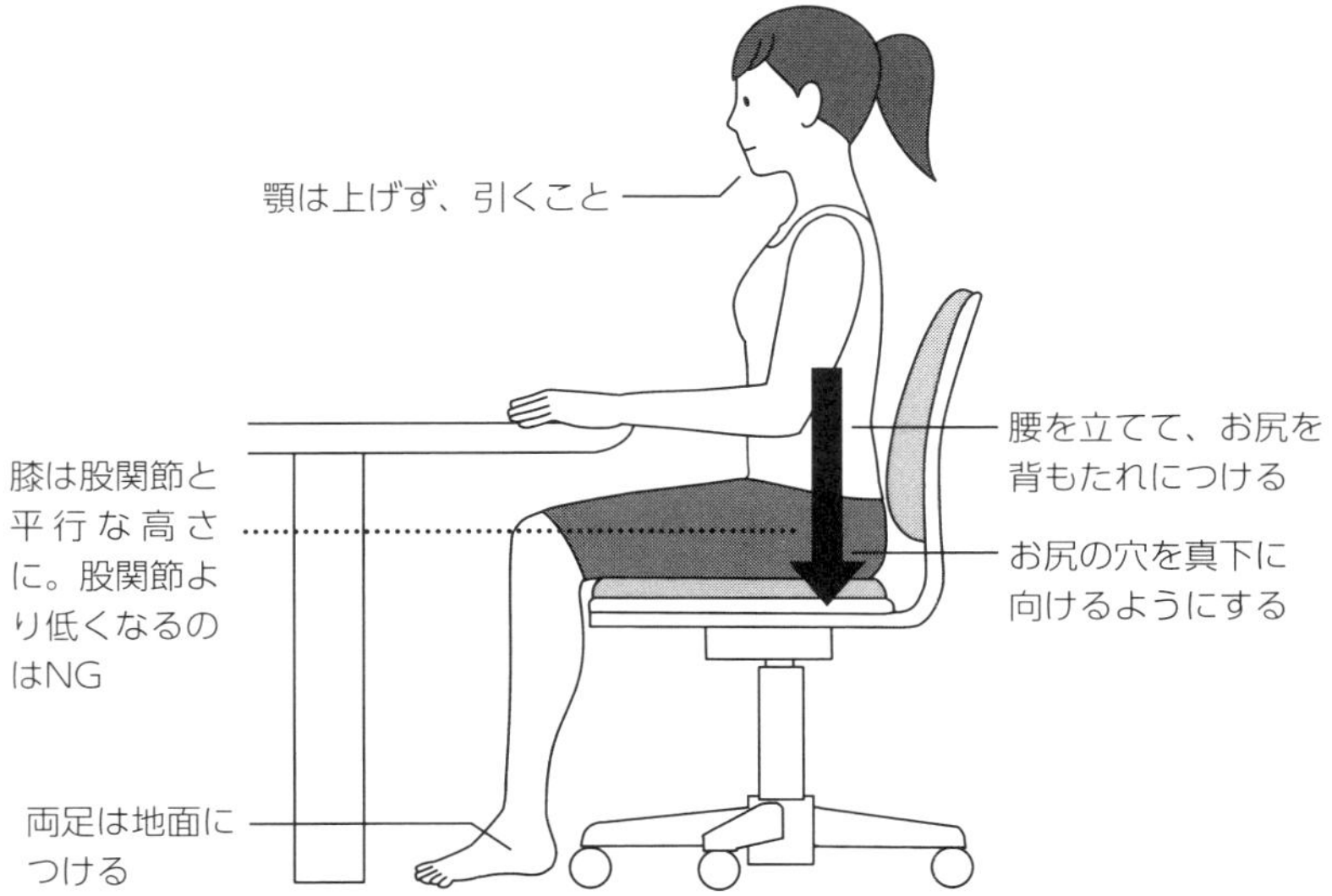

顎は上げず、引くこと
腰を立てて、お尻を背もたれにつける
膝は股関節と平行な高さに。股関節より低くなるのはNG
お尻の穴を真下に向けるようにする
両足は地面につける

極的に活用してください。

しかし、どんな健康チェアを用意しても、本人の座り方がよくなければ意味はありません。坐骨が後ろに寝るような座り方になると、背中はいっそう曲がりやすくなります。

だから50ページの図のように、坐骨の下端が、椅子の座面に接するように座ります。

簡単にいうと、骨盤を起こしてお尻の穴が真下を向く形になります。

「立つ」ということ

リラックスする立ち方

猫背になっていると、「きちんと立つ」ということを身体が忘れてしまっています。

人間は、踵《かかと》に重心を乗せて背筋を伸ばし、深く呼吸できているときにリラックスします。逆に、リラックスしているとこうした姿勢になるようなプログラムを持っているのです。ただし、猫背のプログラムによって上書きされていない場合には、です。

短距離走でもテニスでも、スポーツでは爪先《つまさき》寄りに重心を乗せ、少し猫背になります。でもこれは、戦闘態勢ですよね。

爪先といっても、指で立てるのはバレリーナぐらいです。実際には指のつけ根の膨らみ、つまり母趾球《ぼしきゅう》に体重をかけています。

他の哺乳類を見てみると、その立ち方は人間と結構違います。ネコやイヌは、肘・膝《ひざ》の関節が逆に折れているように見えますが、あれは膝ではなく足首です。彼らは爪先立ちで走っているわけです。

クマなどの体重の重い動物は、踵を地面につけて歩きます。おおまかにいって、速く走る動物ほど体重が先端に寄っています。ウマなどは、中指一本で走るような形になっています。

人間は、踵を地面につけた動きと、踵を上げた動きの両方ができます。クマほどの体重はありませんが、比率としてはクマよりも重い頭を持っています。それを二本足で、長時間支えないといけません。

リラックス状態の「いい姿勢」というのは「横から見たときに、耳・肩・骨盤・膝・踝《くるぶし》が一直線に並んだ姿勢」とされています。

左右の手の指を組んで、両腕が両耳を隠すようにして、真上に伸びをしてみてください。簡単に、その姿勢が取れます。

「できるだけ効果的で効率的な方法が知りたい」という人は、76ページからの**【7つの体操 その①全身伸ばし〈前〉】**のポーズを使ってみてください。左右の手をロックすることで、自然にまっすぐ伸びることができます。

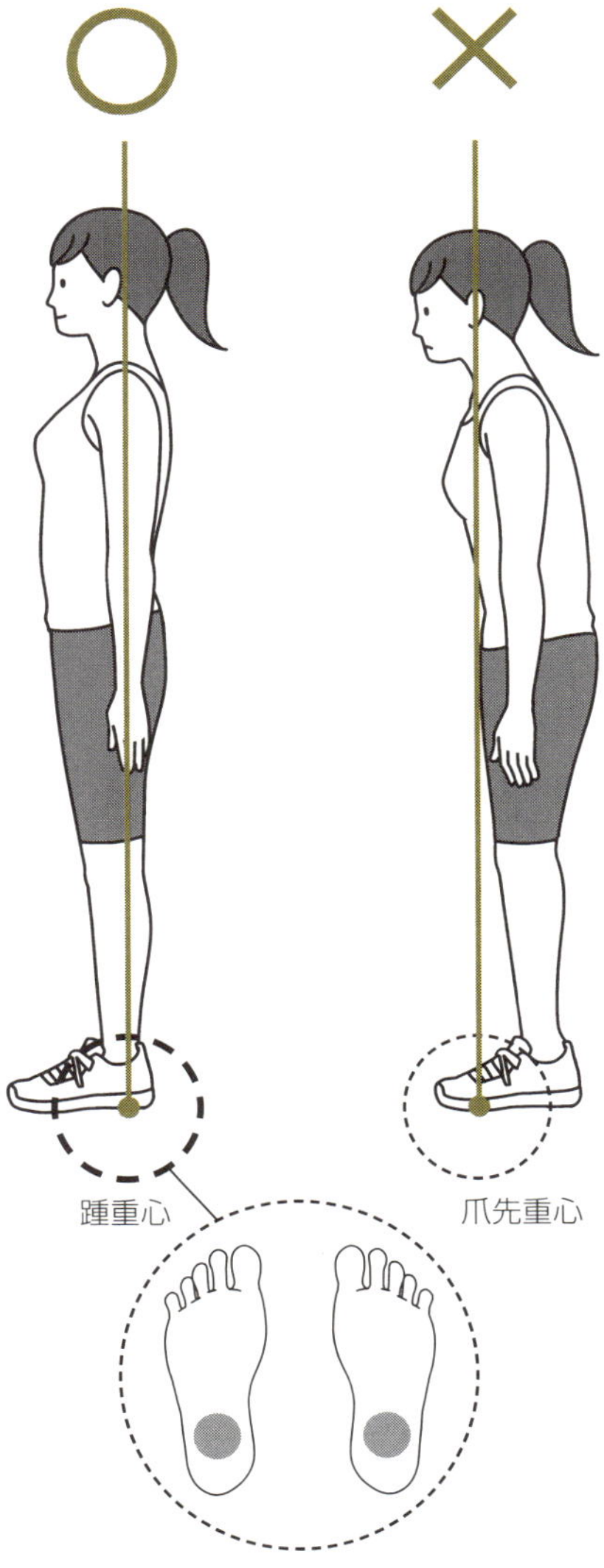

踵重心で立つ

きちんと立つ、習慣をつけよう

また、84ページからの片足で立って行なう**【7つの体操 その③足首揺《ゆ》らし】**のポーズを取ると、それだけで〝猫背になれない〟ことが実感できます。

他にも、両膝で立ってみたり、口をポカンと開けて真上を見てみたりすると、「丸まった背中を伸ばす」ことが実感できます。

日常生活の中にも、姿勢を変えるチャンスやヒントはあります。

あなたも毎朝、鏡に向かって歯磨きやひげ剃《そ》り、化粧やヘアセットなどをしますよね。そんなタイミングを利用してチェックしましょう。

とはいえ、朝は脳の活動も低調です。私は本やテレビで「目が覚めたら最初に一杯の水を飲む」ことをおすすめしてきました。胃腸が動き出して自律神経の働きが整い、思考力もアップしますよ。朝から気分が乗らないと、背中も自然と曲がってしまいます。逆に、朝から交感神経を刺激して気分がよくなれば、自然と背筋が伸びてくるものです。日常の中のちょっとした習慣が、猫背脱出の第一歩になるのです。

また、たとえば電車に乗るなら、スマートフォンばかりでなく、中吊《なかづ》り広告を見たりして、視線を上げる習慣をつけるといいですね。

こうした習慣化の方法について、詳しくは第4章で解説します。

でも、問題は簡単ではありません。「背筋を伸ばそう」と思っている間はいいのですが、その状態から「少し遠くにある物を手に取る」だけで、自然に猫背に戻ってしまいます。

理由の一つは、**肩甲骨《けんこうこつ》が動いていないからです**。肩甲骨を動かせない人は、実際よりも自分の腕を短くイメージしており、その長さしか使えません。ダンスや日本舞踊をやっている人はこれが得意ですから、腕が本当に長く見えます。

肩甲骨を動かす。これについては、66ページでお教えしましょう。

その首、回らなくなってませんか?

また、**猫背の人は、背中や腰だけでなく、実は首も固まっています**。

「後ろを振り向く」という行動は、頸部だけでなく、背中の筋肉が関係してきます。頸椎だけでなく、脊椎や肩甲骨全体を使っているからです。

気づいていない人が多いのですが、自転車に乗っていて、後方確認でフラつくようでしたら、これに該当する可能性が高いです。ただ例外として、バイクレーサーのように、猫背で顎を引いたまま後ろを見る訓練を積んでいる人は、また違うのですが。

首が回らず、身体ごと向き直ってしまう人には、88ページからの**【7つの体操 その④両腕の投げ上げ】**がおすすめです。身体がほぐれて、体幹を自然にひねる感覚が取り戻せます。

人間は本来、前後左右を見る生き物です。眼球を動かす筋肉も、上下よりも左右に、動かしやすいようについています。まだ人間の進化の歴史が解明されたわけではありませんが、おそらく垂直方向より水平方向に、敵や獲物など〝注意すべき対象〟が多かったのだと思われます。

ウシやウマなどは目が顔の両横についているので非常に視野が広いのですが、人間の目は顔の正面です。だから頭を左右に動かして物を見るのが自然なのです。

ただし、草食動物よりは狭いといっても、周辺視野は１８０度以上あります。眼球と首の両方を動かして、いろいろなものを視界に入れるようにしましょう。

「歩く」ということ

脚はどこから生えている？

座り方や立ち方は、歩き方の変化に伴って変わるものでもあります。静止した姿勢よりも、動きの中で治すほうが楽な場合もあります。

だから、ここでは歩き方を改善していきましょう。

日本人は「股関節から下が脚だ」というイメージで歩いている人がほとんどです。でも筋肉という面から観察すると、「歩く」という動作は股関節から始まっているわけではありません。

「みぞおちの少し下から脚が生えているイメージ」で歩いてください。

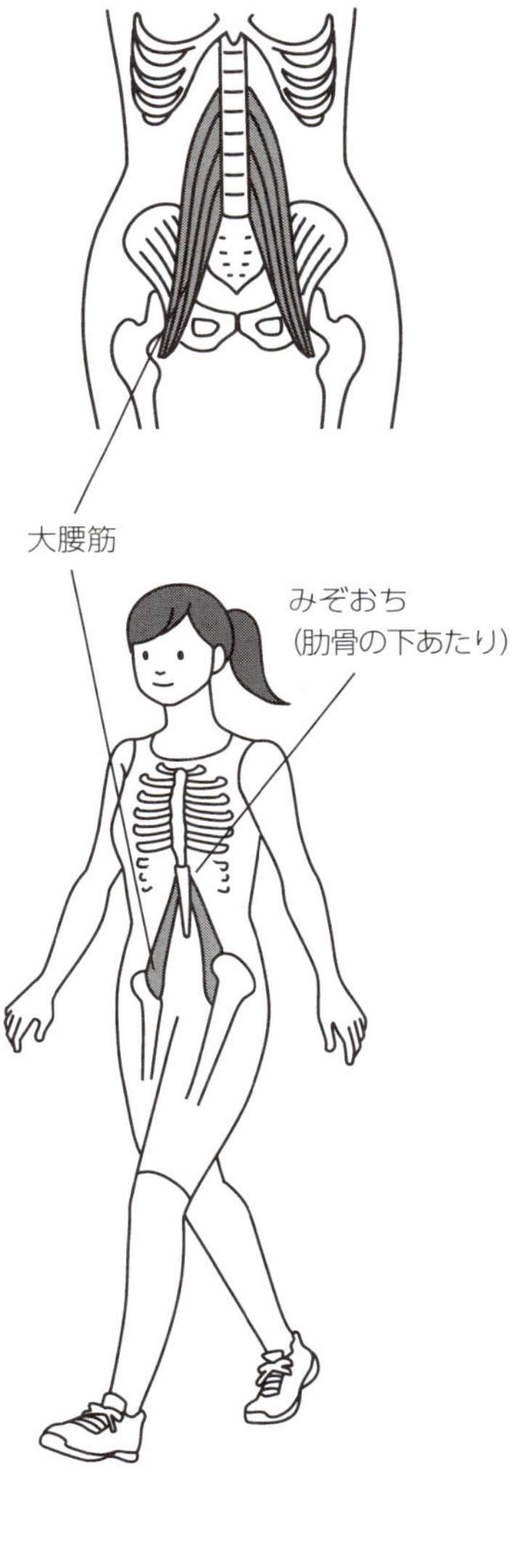

歩くときには、大腰筋《だいようきん》という筋肉をかなり使っています。その始点が、ここなのです。だから、本当は脚はここから始まっているのです。――って、そんなことを言われても困りますよね。

歩いたり、階段を登ったりしながら、みぞおちの少し下あたりに指で触れて、筋肉が動く場所を確認してみてください。そこに軽く指を触れた状態で「ここから脚だ！」と意識して、しばらく歩いてみましょう。これは日常の中でもできますよね。

大きな歩幅で、軽快に歩こう

屋外を歩くときは、大きく歩くのが猫背改善に役立ちます。

大股で、腕を振って、踵から着地する――これが理想的な歩き方です。

そもそも、猫背で大股になるのは難しいのです。歩き方を変えるだけでも、日常生活の中で背筋が伸びてきますよ。

正しい立ち方を身につけずに歩幅を広げようとすると、そっくり返った歩き方になってしまうので気をつけましょう。

ハイヒールを履いてチョコチョコ歩きになってしまうのは、慣れていないか、靴が合っていないのが原因です。踵着地でサッサッと歩いたほうが絶対にキレイですよ。もともと、ハイヒールは「爪先立ち」の状態になりますから、猫背になりやすいのです。

また、**猫背の人は歩くときに腕を振れていない人が多いようです。**これは人種差があるようで、アフリカ系やヨーロッパ系の人と比べて、アジア人はあまり腕を振らない傾向があるともいいますが、猫背の人はその資質のスイッチがONになりすぎています。

脱力して、腕を振るようにしましょう。力が入ってしまう場合は、88ページからの**【7つの体操 その④両腕の投げ上げ】**をやると、体幹から自然に腕が振れるようになります。

また、「バッグは定期的に左右持ち替えたほうがいいのでしょうか?」「リュックサックは猫背になるそうですが」とも質問されますが、気にしすぎないほうがいいでしょう。

重い荷物を毎日片手で持って歩いていると、筋肉が偏り、背骨が左右に歪《ゆが》んできます。だから左右交互に持つほうがいいのはたしかです。ただ、「右手で5分持ったから、左手に持ち替えないと」と気にしすぎなくてもいいと思います。自然な歩き方を志《こころざ》していれば、無意識のうちに左右持ち替えるようになっていきますから。

リュックサックは、普通に使うなら、むしろ猫背にはいい道具です。手持ちカバンと違って、左右均等に重さがかかりますからね。ただし、下のほうに重い物を詰めたり、肩ベルトが長すぎたりすると、身体の中心から重心が離れてガタガタ揺れてしまいます。そんな状態で毎日長時間歩いていると、顔を前に出すようなクセがついてしまいます。

特にもともと猫背の人は、丸めた背中の上にリュックサックを乗せようとするので、その傾向が強まってしまうようです。満員電車に乗るときのように、ときどき身体の前にかけるようにすると、その重さを支えるために背筋が自然と伸びます。

なによりリュックサックを使うときは、重い物は上のほうに入れて、肩ベルトをきちんと締《し》めましょう。ちゃんとしたショップなら、店員さんが教えてくれますよ。

歩き方を改善すると、いつもの街が一変する

大腰筋を起点にして歩くようになると、脚が長く見えるようになります。

かっこよく歩けるようになると、自信がついてきます。自信がつくと、広い歩幅で歩けるようになる……という、好循環が生まれます。

そうして外を歩くと、ちょっと景色が違ってきます。

前にも書きましたが、視線が上がると空が目に入るようになり、景色が明るく見えます。そこで首をちゃんと左右に動かしていくと、いつもの道でも「こんなところに、看板

があったんだ」「あの壁の色、ずいぶん変わってきたなぁ」といったことに気づき、楽しくなります。

また、猫背改善をスタートすると、筋肉痛になることがあります。

第1章でも少し触れましたが、**筋肉痛になったら、猫背改善のチャンスです。**間違った筋肉の使い方から、正しい筋肉の使い方に変わってきている証拠だからです。

また筋肉痛の状態では「どの筋肉を使っているか」がわかりやすくなります。だから、歩き方を点検するチャンスだと考えてみましょう。

ここまで指導したところで、ある患者さんが、「座り方・立ち方・歩き方ですか。3つのことを覚えなくちゃいけないなんて、ちょっと大変ですねぇ」と言いました。

別々のことを覚えるわけじゃないんです。歩き方が変われば、立ち方が変わってきます。立ち方が変われば、座り方が変わってきます。

この3つはそれぞれリンクしているので、まとめてやったほうが簡単という意味です。

知識として学び、ある程度は身体で試しておく必要はあります。でもそれだけで、身体の中には、猫背から脱出するための準備が整ってきます。

次にやるべきことは、猫背解消のための、特別なストレッチです。

これだけ！ たった30秒のストレッチ
——肋骨ゴシゴシ体操

超簡単！ 猫背改善の「肋骨ゴシゴシ体操」

世の中にはたくさんのストレッチがありますが、覚えて実行するのは意外と大変です。だから今回は、1つだけ。末武信宏先生と考案したこの方法はシンプルですが、とても効くんです。

両手をグーにして、肋骨《ろっこつ》（＝あばら骨）を左右に大きく、ゴシ、ゴシ、ゴシ、ゴシ、ゴシ……とこするだけ。回数の決まりはありません。

「疲れたと思ったときに」とか「仕事を始める前に」といった感じで、気づいたときにやればいいだけです。

「『なんか、ちょっと効いたな』と思うぐらいの数」が、意外といいのですが、わからない人のために記すとすれば、一度にだいたい30秒くらいでしょうか。それを一日に3回くらい、できれば気づいたときに何度でもやってみることをおすすめします。

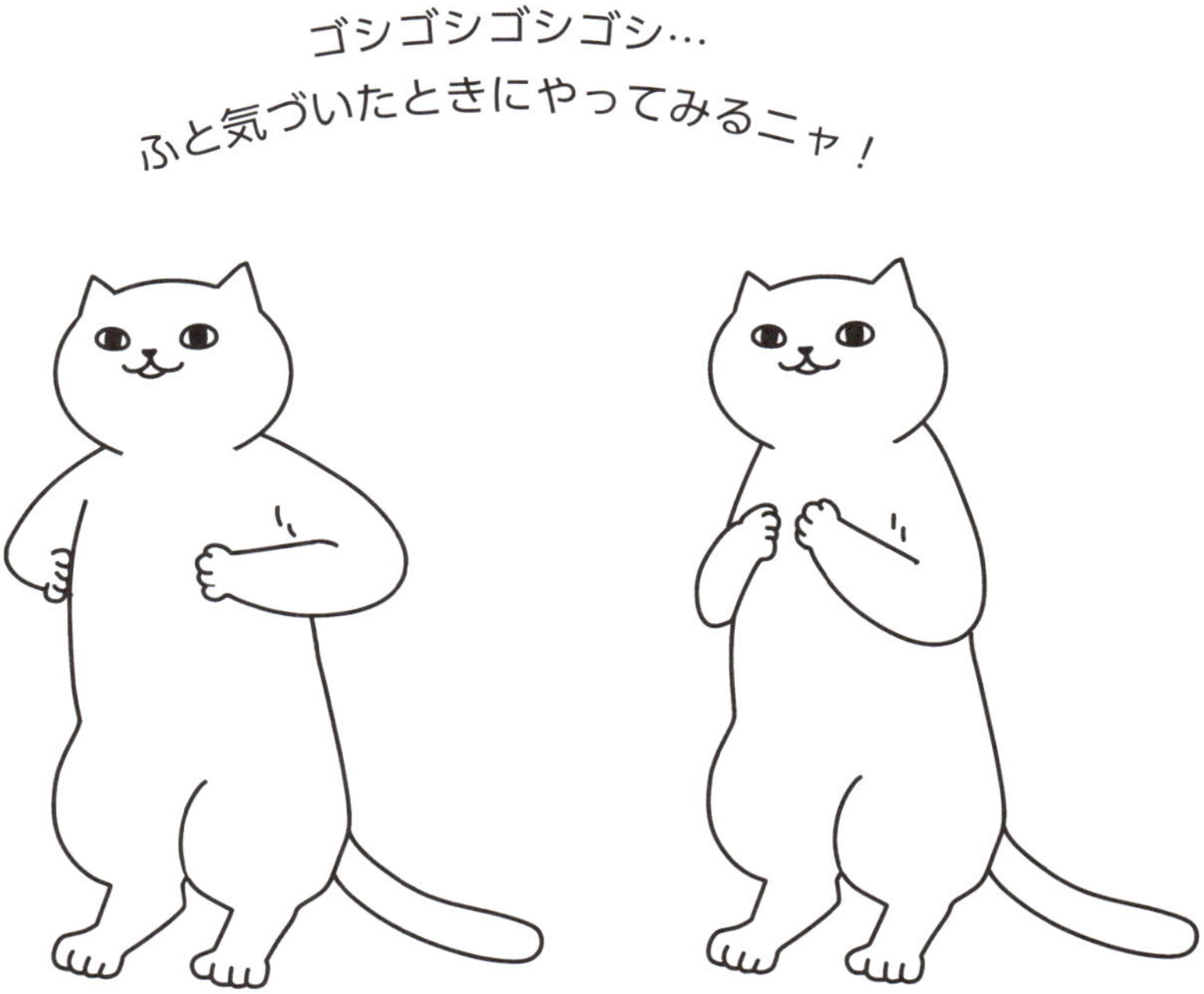
ゴシゴシゴシゴシ…
ふと気づいたときにやってみるニャ！

一度にだいたい30秒くらいが目安

なにこれ?! と最初は戸惑うかもしれませんが、そのうちにわかってきます。
一日に何度かすることを心がけてほしいです。習慣化すれば負担なくできるようになりますよ。

⬅次のページで詳しく解説！

肋骨ゴシゴシ体操

1

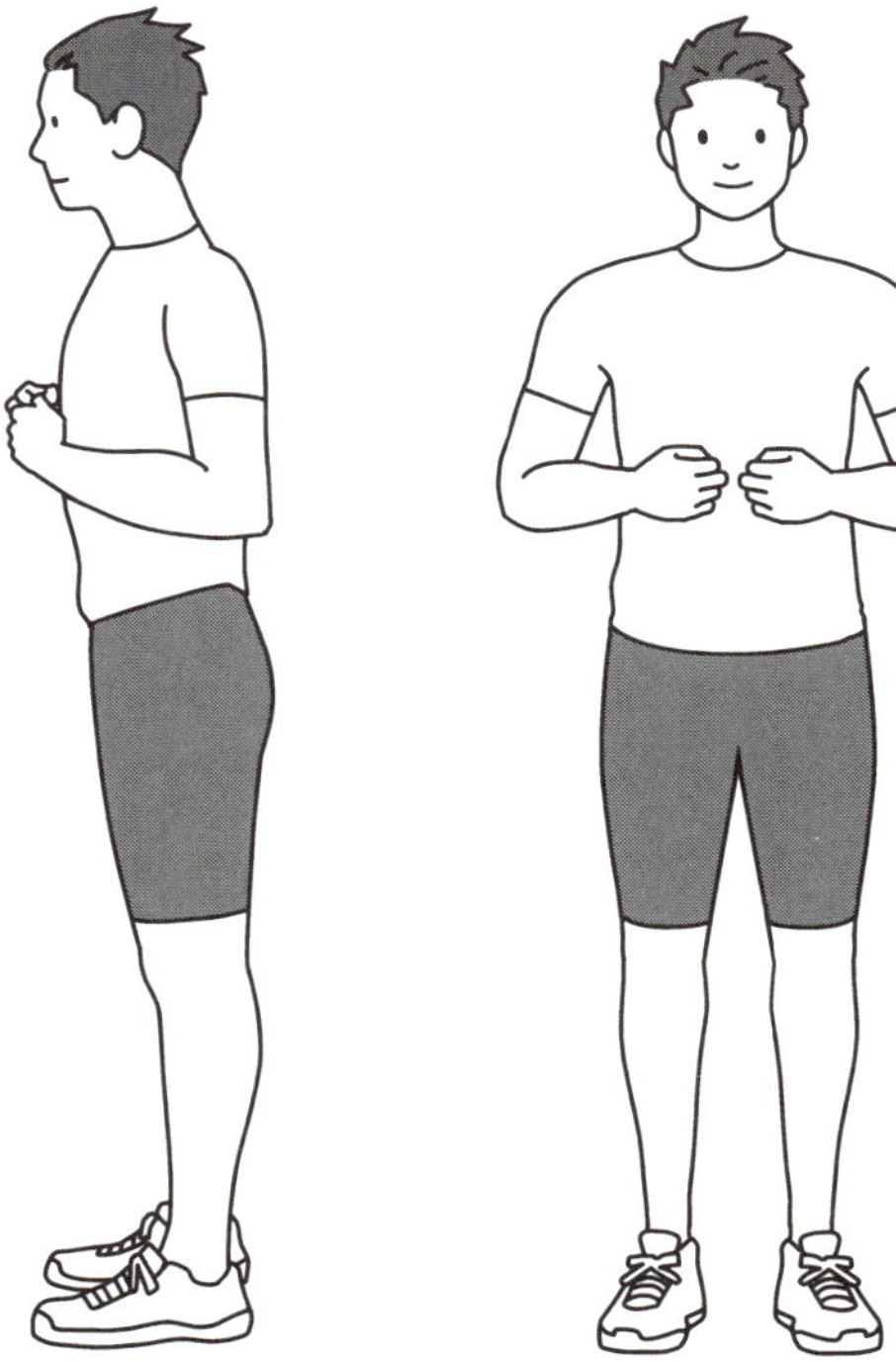

■やり方

・胸を少し前に出す感じで、背骨をしっかり伸ばして立つ
・両手で握りこぶしを作る
・肋骨を左右にゴシ、ゴシ、ゴシ……を30秒
・みぞおちからスタートして、左右に大きく
・１か所をグリグリ押すのではなく、肋骨を、側面に向かって「こする」ように
・一度に30秒を一日に３回または気づいたときに行なう
・一番下の肋骨を指でつかんだり（P.73）胸部全体をトントンしたり（P.74）する方法も

2

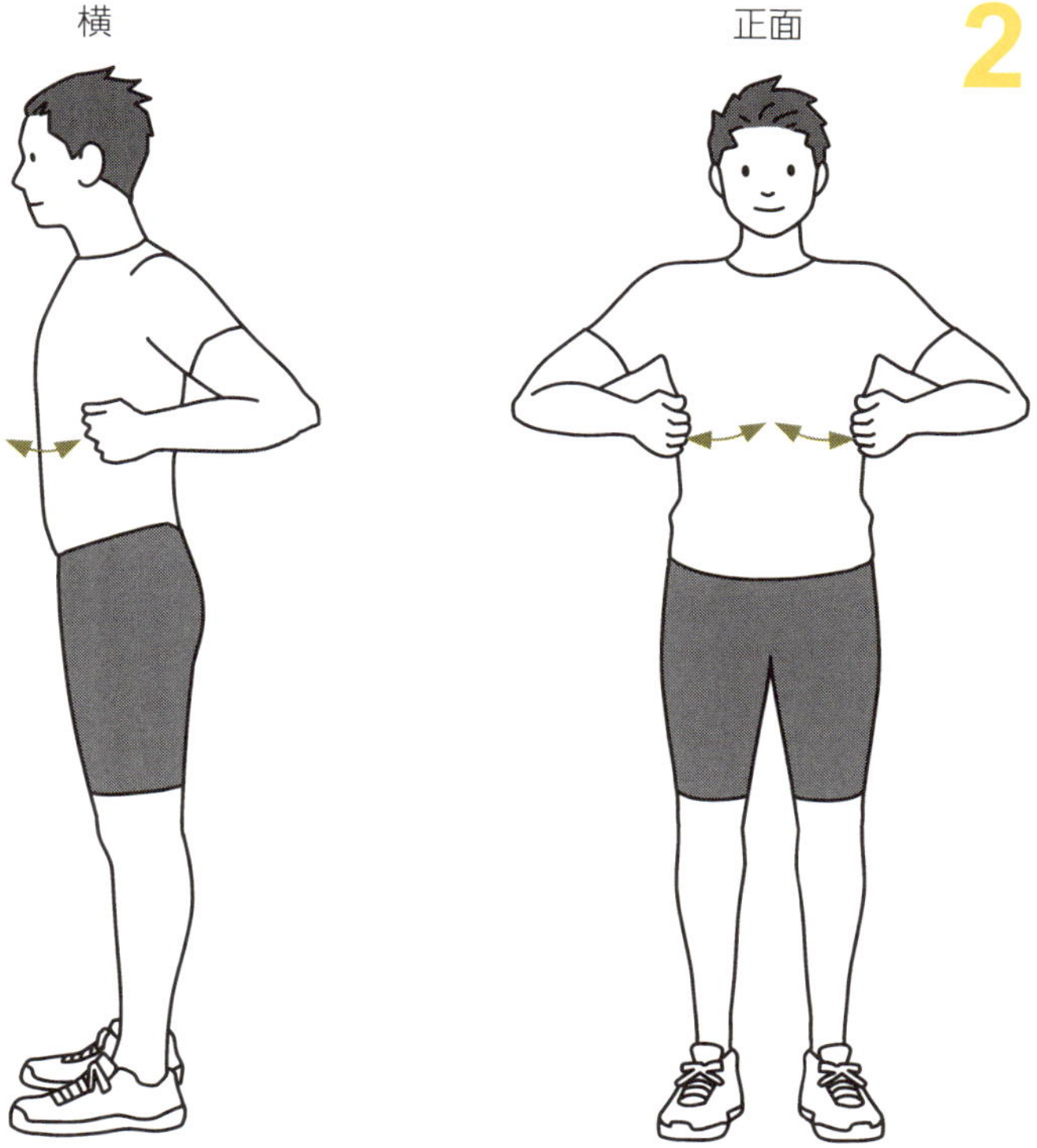

■こぶしの形

・親指が当たる形でも、親指以外の四本が当たる形でも、小指だけが当たる形でもOK

・ただし、親指を中に入れると、交感神経優位になってしまうのでNG

どうして肋骨をマッサージするの？

猫背革命の4つの扉を開こう

①このストレッチには、肋間筋《ろっかんきん》を刺激して、ほぐす効果があります。すると胸郭や横隔膜《おうかくまく》がゆるんで、呼吸が深くなります。

この肋間筋というのは肋骨の間に張っている筋肉で、呼吸に使われています。胸郭は固い鳥籠ではなく、「呼吸するための装置」（20ページ）なのです。

→深呼吸の扉を開きます。

②胸を左右に開くので、肩甲骨が左右にしっかり動きます。

肩甲骨というと、「肩の後ろの、固定された骨」と思っている人が多いようです。しかし実際には左図のようなイメージで、胸郭に沿ってダイナミックに動く骨です。

世の中には肩甲骨を動かすエクササイズがいろいろありますが、背中の筋肉が固まっている人からすると、「肩甲骨を動かせ」と言われても、よくわかりませんよね。スポーツ選手でもなければ普通は、「身体の背面をイメージする」のは難しいと思います。

でもこのエクササイズでは、身体の前面で両手を動かすだけで、だれでも自然に背面を動かせます。

——→肩甲骨をしっかり動かす扉を開きます。

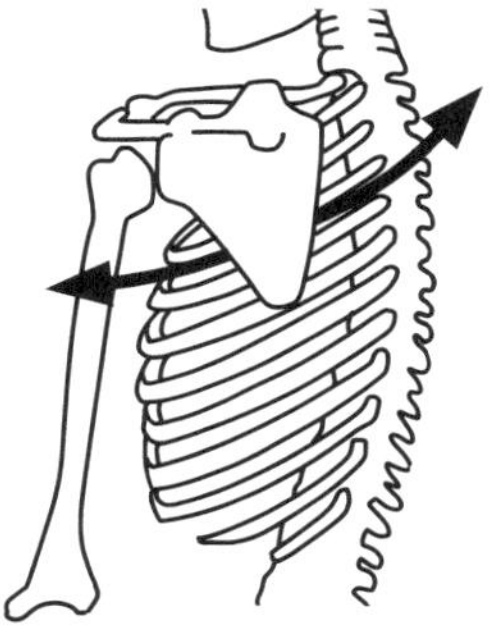

③「肋骨の左右まで、できるだけ広くこすろう」とすると、首を前に倒してうつむいているのが、だんだん不自然に感じられてきます。

——→自然と視線を上に向ける扉を開きます。

④肝臓や呼吸器に関係したいくつかのツボも刺激します。内臓の働きをよくし、イライラを抑えます。

——→体調と精神の整った状態への扉を開きます。

【肋骨ゴシゴシ体操】は、それ自体に猫背を完治させる力があるのではなく、心と身体の改革のドアを開けるものです。図にも示したとおり、守ってほしいポイントは2つほどあります。

まず、**「1か所をグリグリ押す」のではなく「左右に大きくこする」**ようにしてください。特定のツボだけを強く押すと、刺激が強くなりすぎてしまいます。

握りこぶしは、「親指を中に入れる」ことだけがNGです。これは、交感神経がONになってしまうからです。それを避ければ、わき腹に当たるのは「親指だけ」でも「人差し指から小指までの4本」でも、「小指だけ」でも構いません。

それぞれ、前腕部のひねり方が違ってきますから、背中のゆるみ方も違います。人それぞれ、筋肉の固まり具合が違うのですから、自分自身で「あー、気持ちいいな」と感じる形を求めていけばいいのです。日によって変わってくるかもしれませんが、それでいいのです。

イラストでは、両肘がかなり後ろまでいっています。筋肉の、こり具合などによっては難しいでしょう。だから、肘を外に開く感じでもかまいませんよ。

硬くなった横隔膜を刺激するため、肋骨をこする

猫背を治すために肋骨をこするのは、不思議に思えますよね。

猫背だと呼吸が浅くなり、呼吸が浅いと猫背が固定化してしまいがちです。そして猫背の人は肋骨の周りのさまざまな筋肉が固まってしまっているので、それをほぐして呼吸を深くすることは、猫背解消に直結しています。**背筋を伸ばすことと、呼吸を深くすることは連動しているので、同時進行してやるべきことなのです。**

まず、呼吸のために一番重要な臓器は肺です。しかし肺には筋肉がないので、自発的には肺の拡張や収縮活動はできません。そのため肺が酸素を取り込むときは、胸郭が広がることによって胸郭内が陰圧（内部の圧力が外部より低い状態）となって、その勢いで肺が膨らみます（19ページの図）。そうして、肺胞内の血管を流れる血液に酸素が溶け込んで、身体中に酸素が届けられていきます。

つまり、肺それ自体を動かすことはできないので、呼吸を深くするために私たちができるアプローチは、胸郭や、それを動かす筋肉や組織へのマッサージとなるのです。

108ページの話とも関連しますが、**呼吸は、無意識的にも意識的にも行なう、つまり自律神経のコントロールを行なえる、唯一の動作です。**心臓や胃腸、血圧や体温、肝臓の

代謝なども自分の意思でコントロールすることはできませんが、呼吸だけは自らコントロールすることが可能なのです。

だから、呼吸によって間接的に心拍の変動をコントロールすることができ、自律神経のレベルを変化させることが可能となります。武道や太極拳、ピラティス、ヨガ、あるいは瞑想《めいそう》やマインドフルネスでも、呼吸法が重要視されます。その理由は、**呼吸こそが「自律神経をコントロールするテクニック」だから**なのです。

ゆっくりした大きな呼吸は心拍の変動を大きくし、1回の呼吸で吸い込める空気の量を増加させ、効率よく酸素を体内に取り込めるようになります。

また、浅くて速い呼吸より、深くてゆっくりした呼吸のほうが、1回あたりの呼吸効率がはるかによくなります。なぜなら、吸った空気のすべてが肺に届くわけではなく、気管と口腔《こうくう》の容積分だけ、1回呼吸するたびにロスになるからです。

そして、効率よく呼吸するためには、胸郭の動きをコントロールする後斜角筋《こうしゃかくきん》、肋間筋、脊柱起立筋《せきちゅうきりつきん》、横隔膜といった、胸郭の動きをコントロールする筋肉のスムーズな動きが必要です。

スポーツの前には、ダイナミック（動的）ストレッチが推奨されています。同じように、呼吸をスムーズに行なうには、後斜角筋、肋間筋、横隔膜のダイナミックストレッチやマッサージが重要となってくるのです。

呼吸には意識して行なう呼吸と無意識で行なう呼吸がありますが、実はこの2つでは、使用する筋肉が違います。特に違いが大きいのは、呼気（息を吐く）の段階です。

意識的に行なう呼吸では、呼気で内肋間筋、腹直筋《ふくちょくきん》、内腹斜筋《ないふくしゃきん》、外《がい》腹斜筋、腹横筋《ふくおうきん》を使います。しかし無意識の呼吸では筋肉を使わず、自然と元に戻る力で息を吐きます。

そのどちらの場合も、横隔膜が最も重要な役割を果たしています。

猫背の人はいくつもの筋肉が硬くなり、横隔膜が自由に動かせなくなって、呼吸が浅くなっています。だから、そんな人が深い呼吸を取り戻すためには、こうやって肋骨をゴシゴシすることが最適の答えなのです。

長年、猫背だった人にも効果大

人間は、「起きて半畳寝て一畳」という格言がある通り、ただ立っているだけなら場所は取りません。身体をひねったり倒したりする猫背解消ストレッチは一畳ほど必要ですが、この**【肋骨ゴシゴシ体操】**は半畳もいりません。

さらに、座っているときにもサッとできます。それこそ仕事中でも、トイレでも。あるいは、立っているとき。動作が小さいので目立ちませんから、電車待ちの時間などに、ぜひやってください。

この体操は、必ず**胸を少し前に出す感じで、なおかつ背骨をしっかり伸ばして姿勢をよくして行なう**ことがポイントです。

だから、最初は両膝立《りょうひざだ》ちでやるのもいいでしょう。膝で立つと、自然と大腿骨《だいたいこつ》がまっすぐ立ち、背筋が伸びますからね。

でも、仕事中や勉強中に、椅子に座ったまま1回こするだけでも効果があります。早い人なら、すぐに猫背が改善されてきます。

そして数日で、猫背改善の指標《しひょう》といえる「筋肉痛」がきたりします。

「始めた瞬間から呼吸が深くなった」と言う人もいましたし、「猫背が治ったか、よくわかりませんが、呼吸が深くなったせいか、対人関係のストレスが軽くなりました」と言う人までいました。その人は足取りも軽く、背筋が伸びていました。

長年の猫背の人でも、1～2か月続けたら「元に戻りにくい身体」になっていきます。「2か月は長い」と思われるかもしれませんが、このエクササイズは一瞬でできます。第

4章で紹介していく習慣化のテクニックを使って、日常の一部にしていきましょう。

ところで、「ストレッチや準備運動をするのは人間だけで、野生動物はやらない」と言われることがあります。でも、それはちょっと違います。動物は休憩時以外、けっこう身体を動かしていて、いわば常に準備運動をしているわけです。そういえば、ネコもそうですよね。

この本でも「猫背」「猫背」と連呼していますが、ネコからしたら失礼な話で。――だって、ネコはしなやかな動物で、ふだんの姿はまったく猫背ではありません。そして、ネコといったら〝伸び〟。ネコは気づくといつも、伸びをしているものです。

また、ネコはだいたいリラックスした生き方をします。猫背ではなく、本物のネコを見習ってみませんか？

「もっとやりたい！」人のために

慣れてきた人は、グーではなく指を使っても構いません。**親指と、それ以外の4本の指で一番下の肋骨をつかんで、深く呼吸しながら、軽く圧迫を加えつつ左右に大きく、胸郭の下端に沿って滑らせます。**

これは、横隔膜の境《さかい》を刺激することになりますから、ゆっくり深い呼吸ができるようになります。

そして、余裕が出て「もっとやりたい！」と思うようになった人は、次の2つを追加すると、猫背改善が加速しますよ。この2つには、**【肋骨ゴシゴシ体操】**と相乗効果があるからです。

1つめは**軽く握った手のまま、胸部全体を軽くトントンたたく方法**。肋骨がたわみ、肋間筋がダイナミックストレッチされて、より呼吸が整いやすくなります。

ダイナミックストレッチというのは、簡単に言うと身体を動かしながら行なうストレッチで、いわば「身体の暖機運転」といえます。10〜20回ぐらいが目安です。

2つめは、肋骨からは少し離れますが、**僧帽筋《そうぼうきん》に指で圧力を加えるマッサージ**です。

胸郭を上方に上げる後斜角筋は、首の僧帽筋の前にあるので、ここをほぐすと胸郭の動きがよくなり、呼吸が楽にできるようになるからです。

自分でやるなら、左ページのように**右手で左首筋**（右図）、**左手で右首筋**（左図）**を、両側から軽く10秒ぐらい**押さえたり軽く揉《も》んだりしてみましょう。手を後ろで交差させることによって、肩や背中のストレッチも兼ねた動きとなります。

反対側を押さえたり軽く揉んだりする

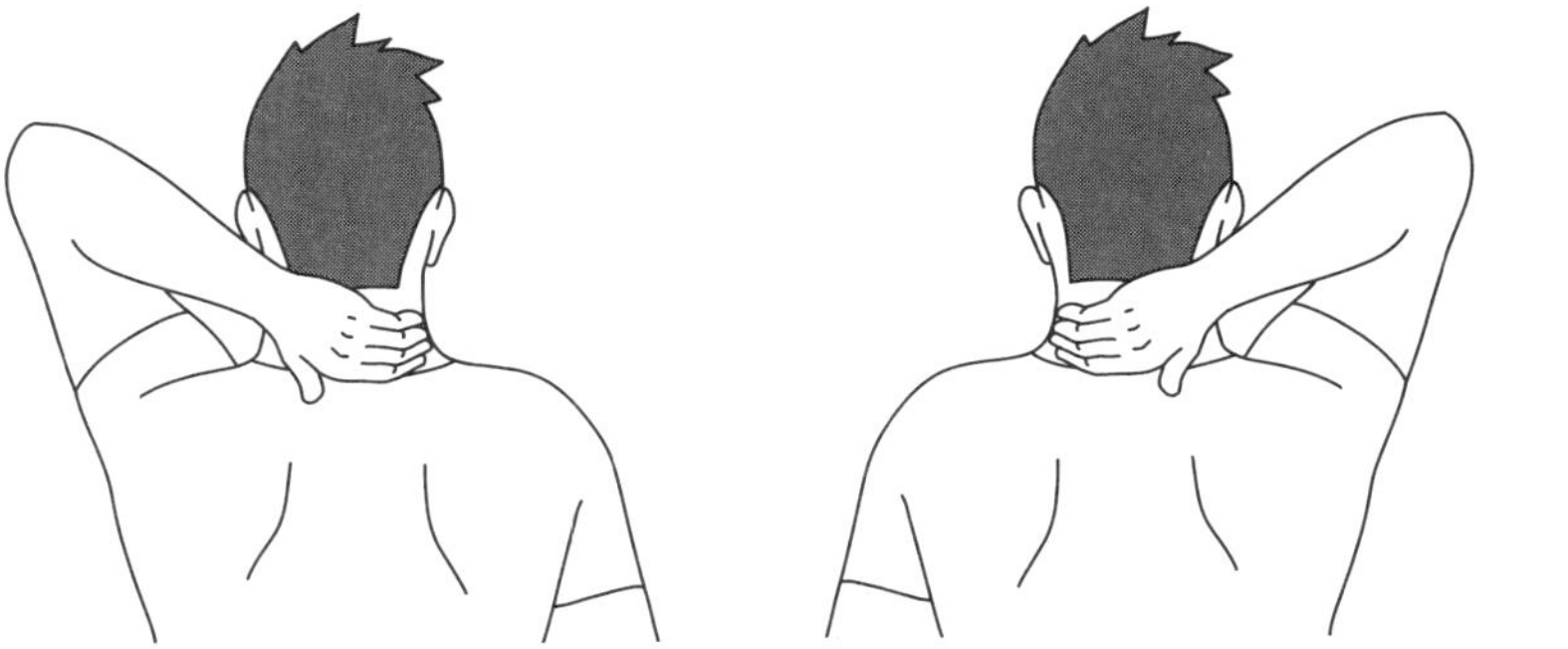

これらを全部きっちりやっても、30秒もかかりませんから、いつでもできますね。

でも、さらに「もっともっと、やりたい！」という欲張りさんもいるでしょう。

そんな人は、次のページから紹介している「7つの体操」にチャレンジしてみてください。順天堂大学で末武信宏先生と共同で医学的に開発した、自律神経に働きかける「セル・エクササイズ」から、特に猫背に効果のある7つを厳選しました。

これらも回数の目安を書いておきました。けれど人によって、そのときの状況によって違うものですし、これもあまり真面目に守ろうと思わなくてかまいません。無理をせず継続することを優先してください。

効果がさらにアップ！ ７つの体操その①

全身伸ばし〈前〉

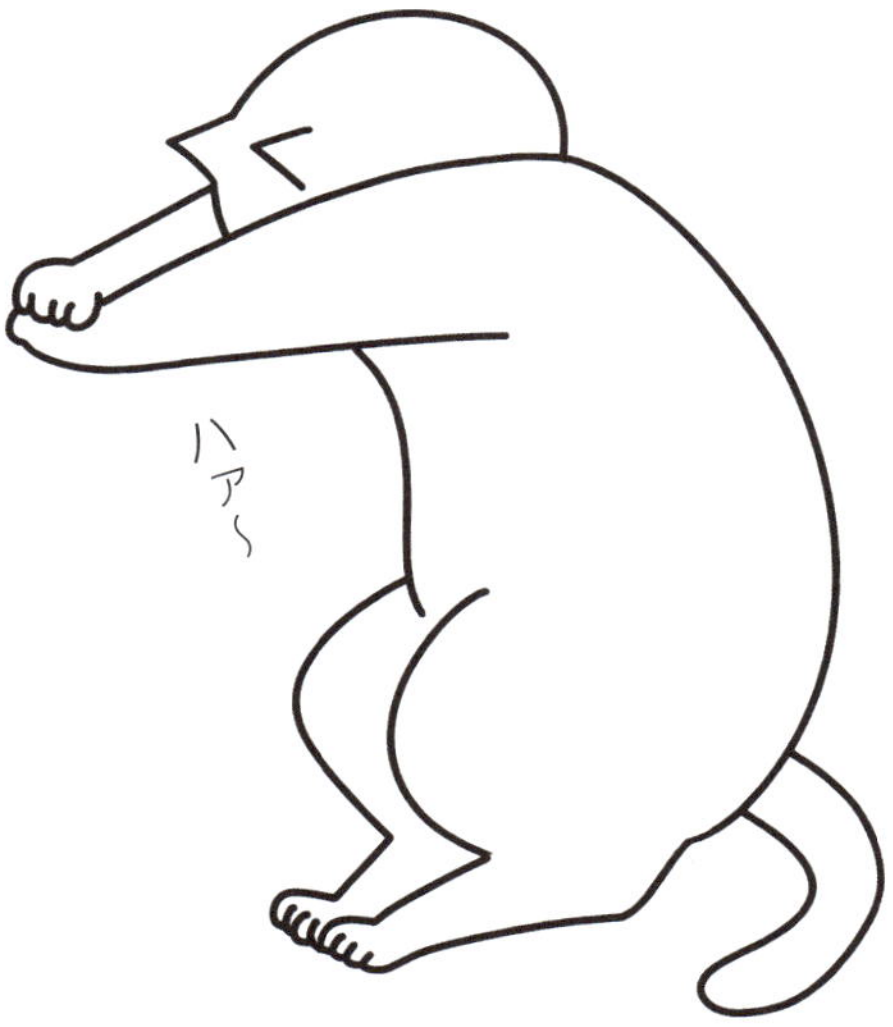

1回

Point

できる人は、手を深くクロスさせ、手のひらを合わせて行なうと、より効果的です。
ただし、肘は曲がらないようにしましょう。

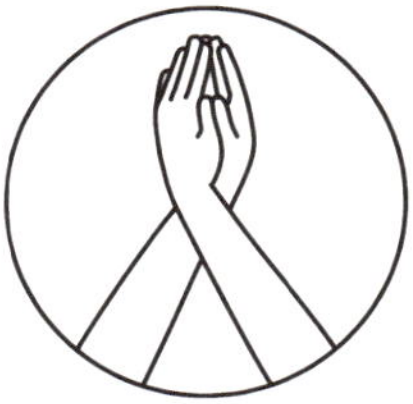

手首が自由だと、固まっていない部分を使って、楽な伸ばし方をしてしまいます。そこで上図Pointのように手首をロックすることで全身を連動させ、身体をしっかり伸ばすことができます。
でも、自然に倒せる角度までにしておきましょう。

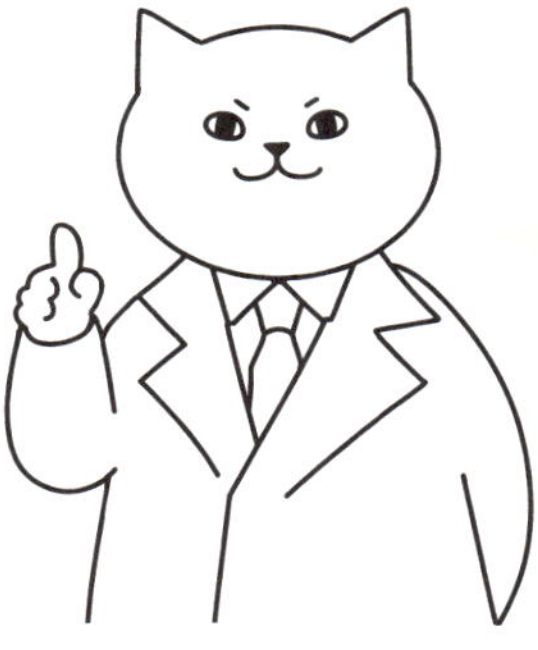

猫背の人は、79ページのイラストのように90度まで倒すのは難しそうです。人によっては、太腿の裏にピキピキと痛みを感じるかもしれません。「最初は45度ぐらいでOK」という気持ちでいきましょう。

⬅次のページで詳しく解説！

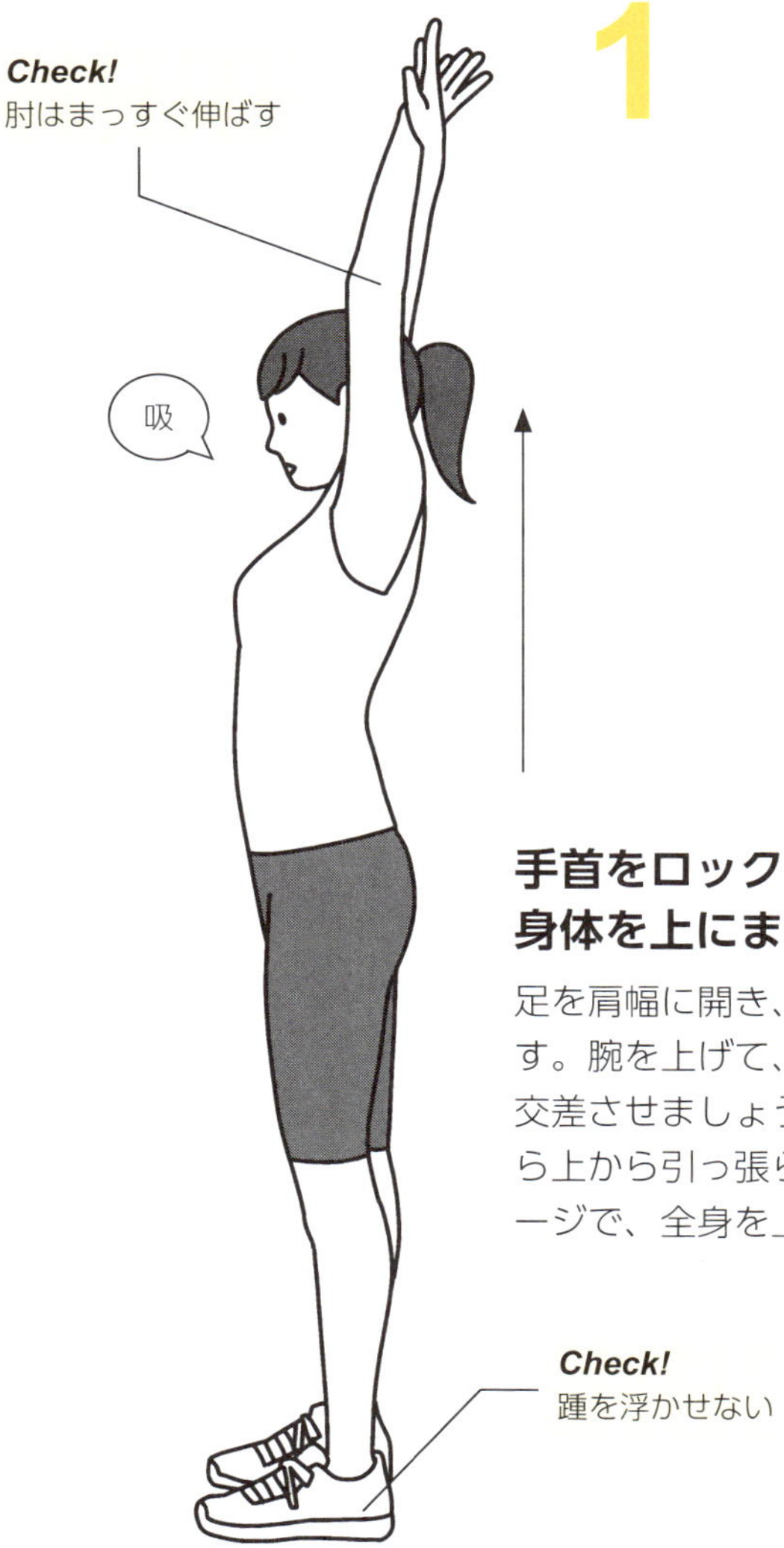
1
Check!
肘はまっすぐ伸ばす
吸
Check!
踵を浮かせない

手首をロックし
身体を上にまっすぐ伸ばす

足を肩幅に開き、まっすぐ立ちます。腕を上げて、手首を頭の上で交差させましょう。息を吸いながら上から引っ張られるようなイメージで、全身を上に伸ばします。

2

息を吐きながら身体を前に倒す

息を吐きながら、お腹に力を入れて上半身をゆっくり倒します。上半身を倒せる位置まで倒したら、息を吸いながら1の姿勢に戻ります。

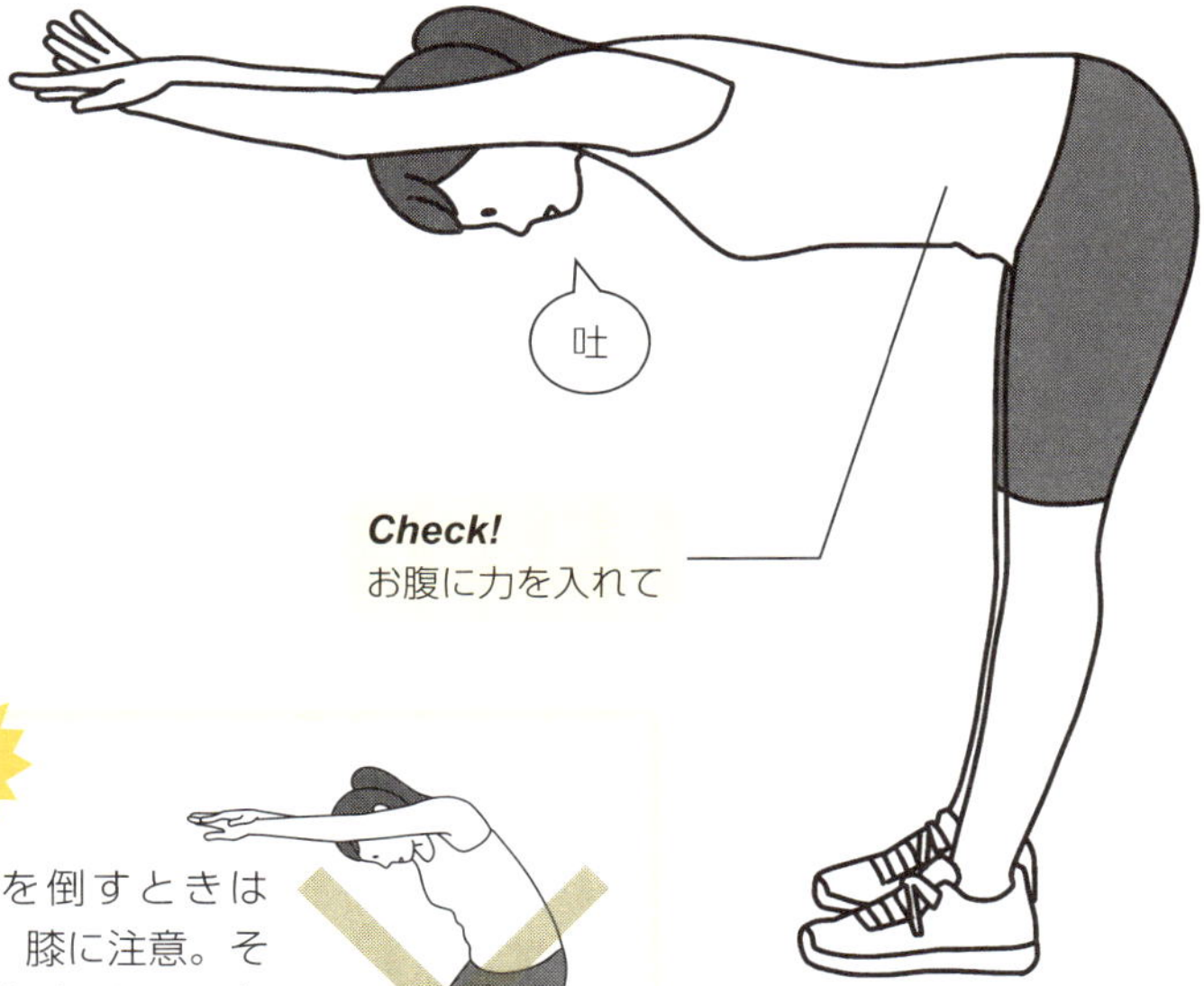

NG

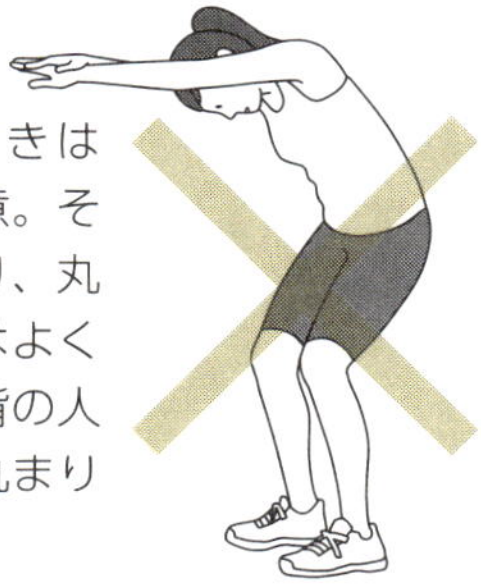

上半身を倒すときは肘、肩、膝に注意。それぞれ曲がったり、丸まったりするのはよくありません。猫背の人は、特に背中が丸まりがちですよ。

効果がさらにアップ！　７つの体操その②

全身伸ばし〈左右〉

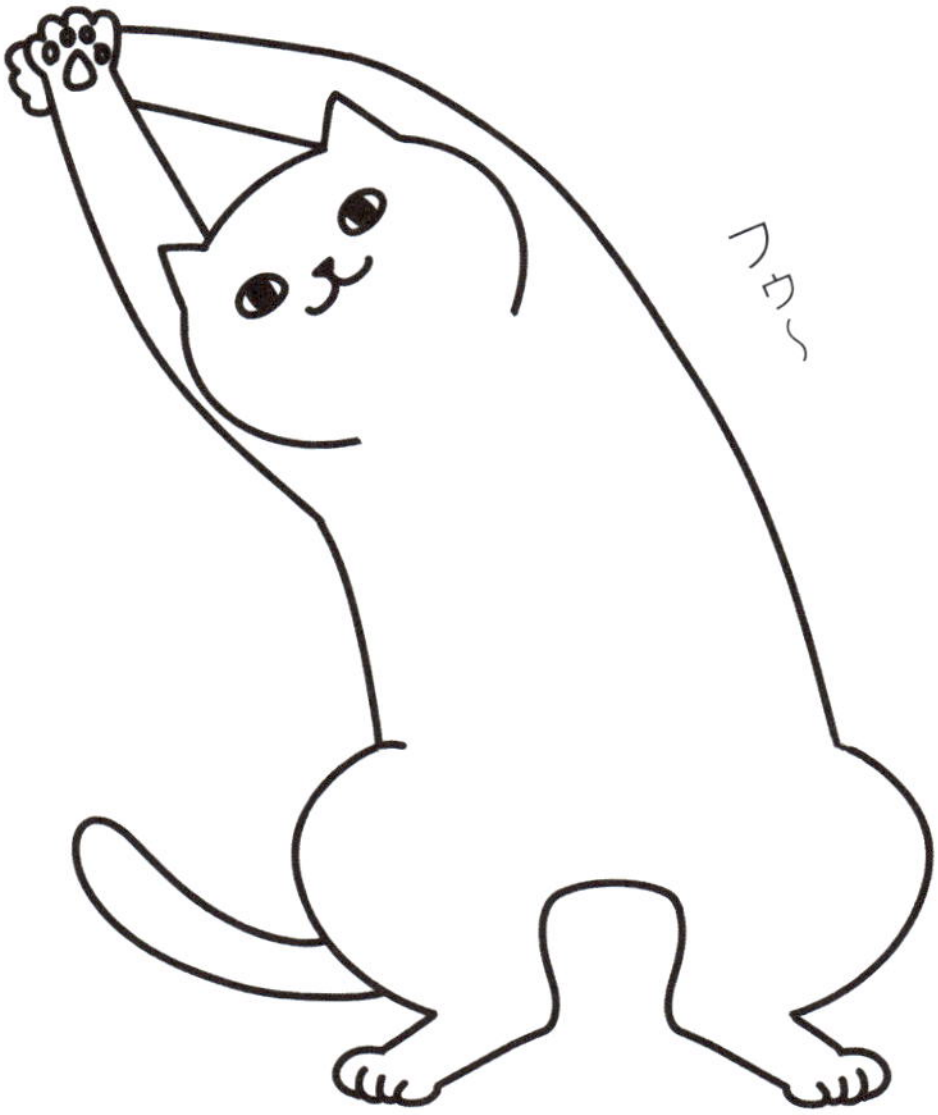

1回

Point

ここでも、手を深くクロスさせ、手のひらを合わせて行なうと、より効果的です。
ただし、肘は曲がらないようにしましょう。

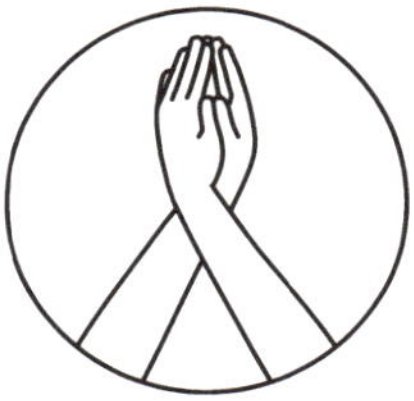

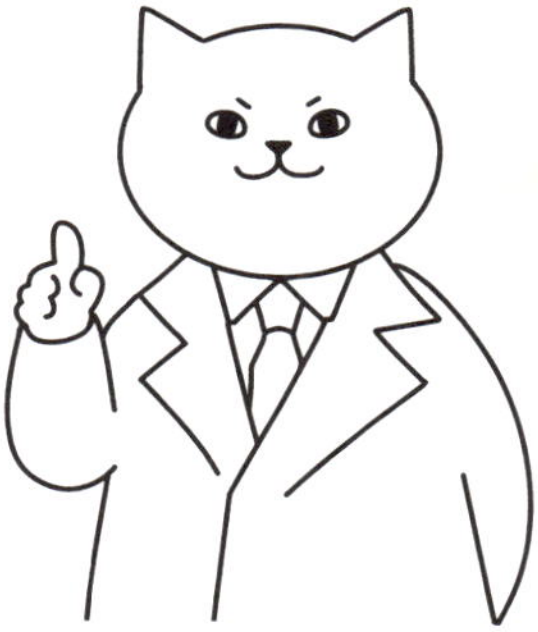

手首をロックすることで、手の指先から足元までくまなく動かせるのがこのエクササイズのメリットです。腰まわりの筋肉をしっかりストレッチできる上に可動域《かどういき》が向上します。

⬅次のページで詳しく解説！

1

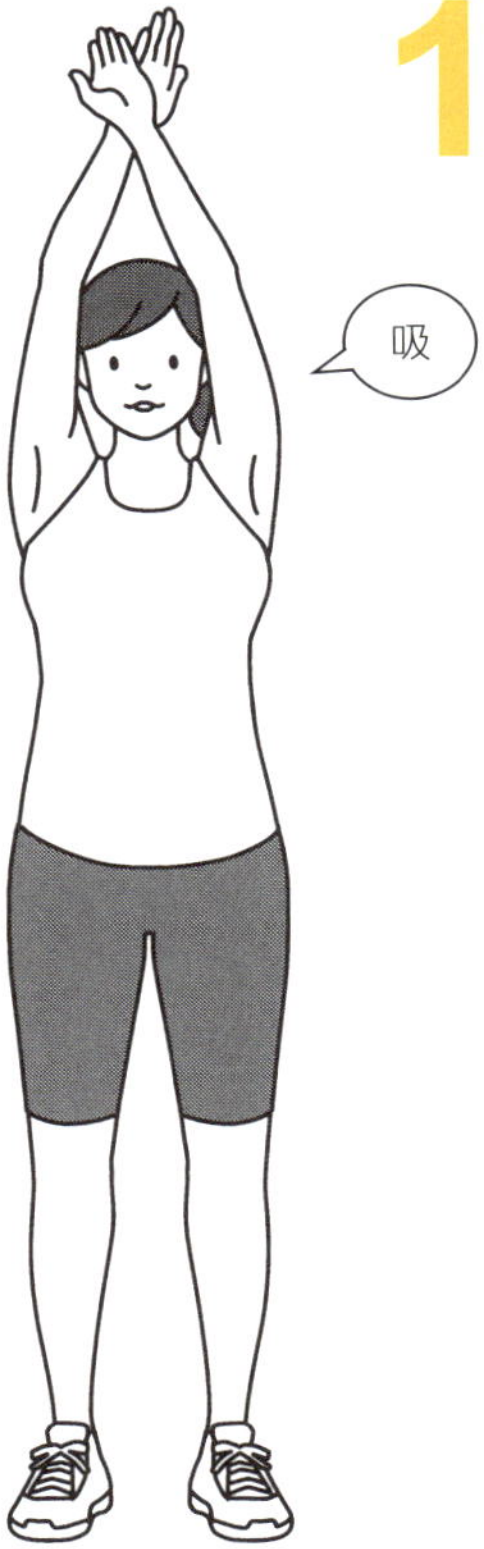

手首をロックして上に伸ばす

足を肩幅に開き、まっすぐ立ちます。腕を上げて、手首を頭の上で交差させましょう。
息を吸いながら全身を上に伸ばします。

2

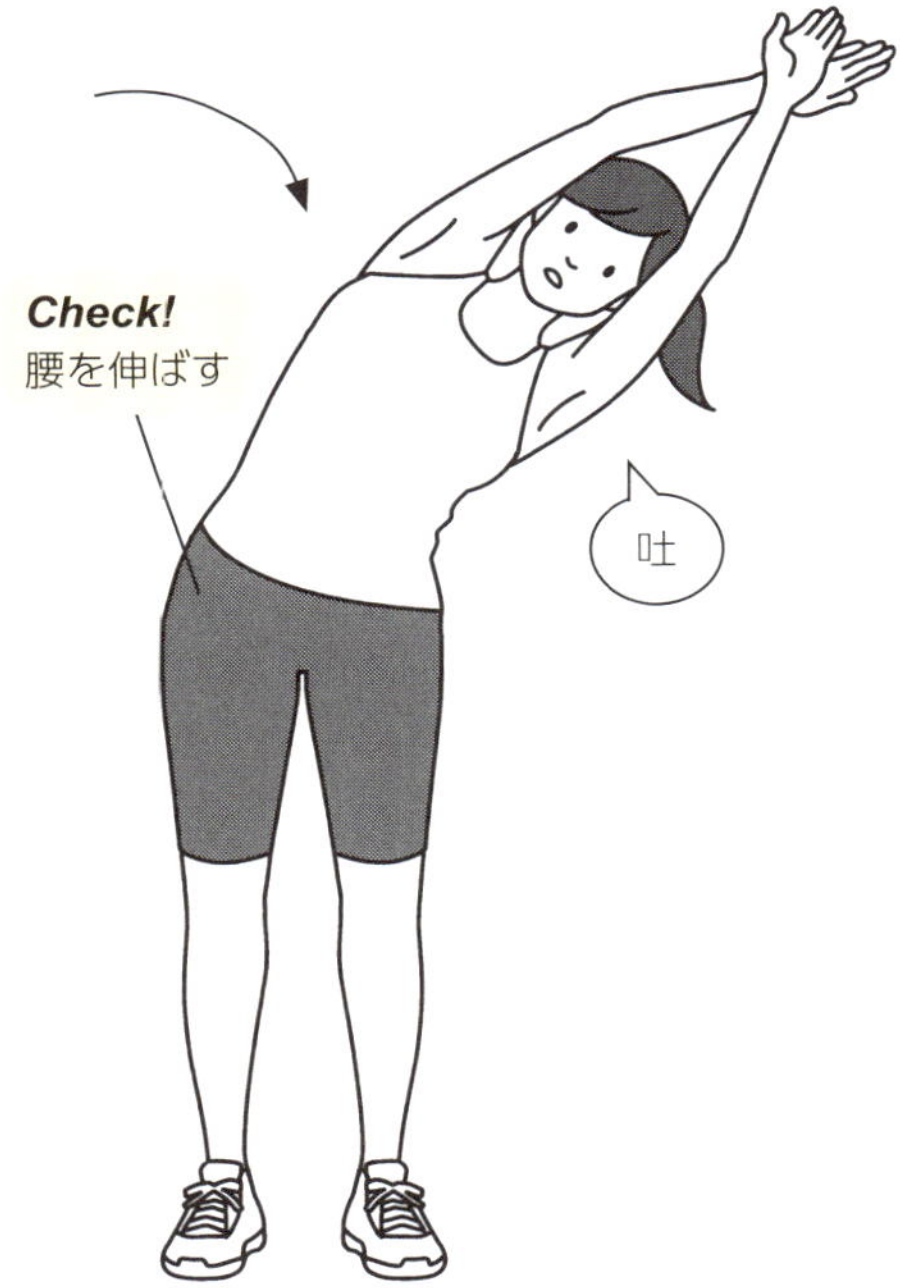

息を吐きながら身体を左に倒す

手首を頭の上で交差させたまま、息を吐きながら身体を左にゆっくり倒します。腰の右側がしっかり伸びているのを意識しましょう。

3

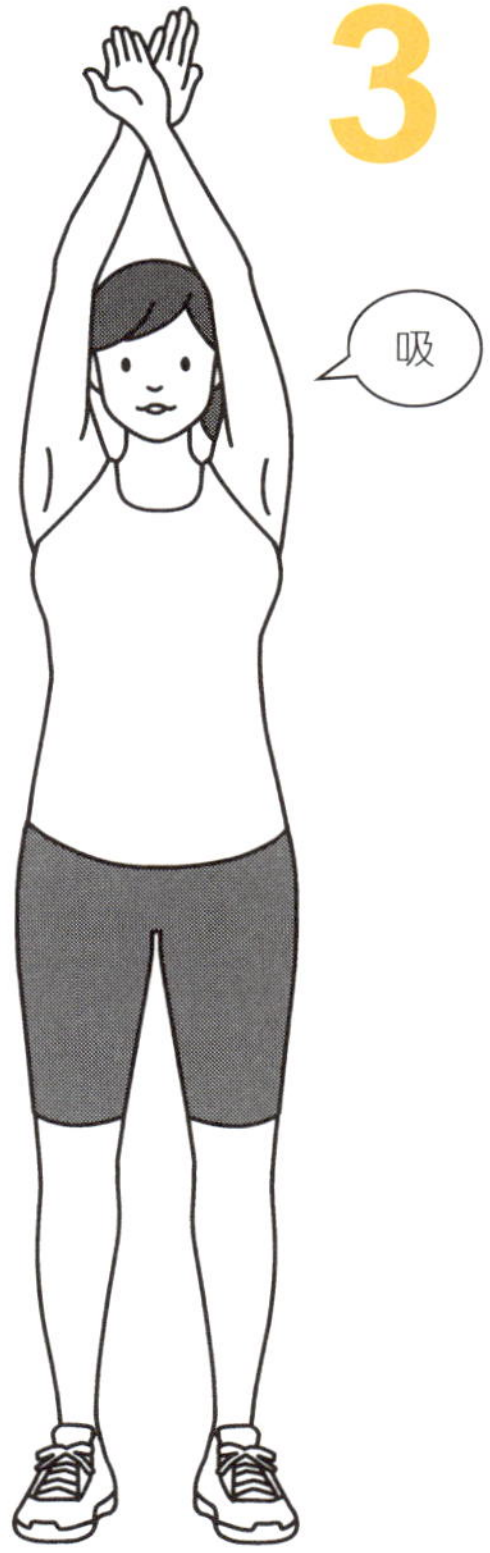

息を吸いながら身体を起こす

息を吸いながら身体を起こします。肘も全身もまっすぐ伸びた状態を崩さないようにしましょう。

4

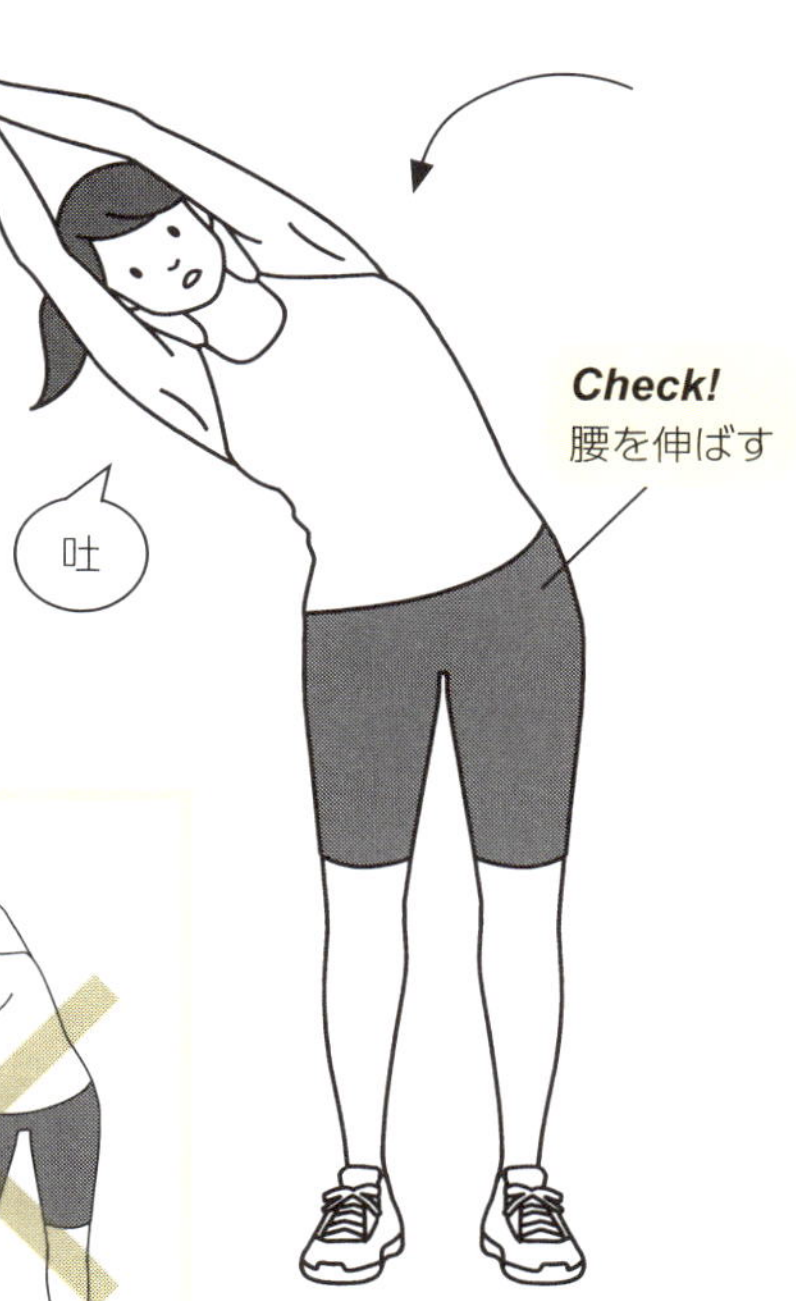

息を吐きながら、身体を右に倒す

続いて息を吐きながら身体を右側に倒します。腰の左側がしっかり伸びているのを感じてください。

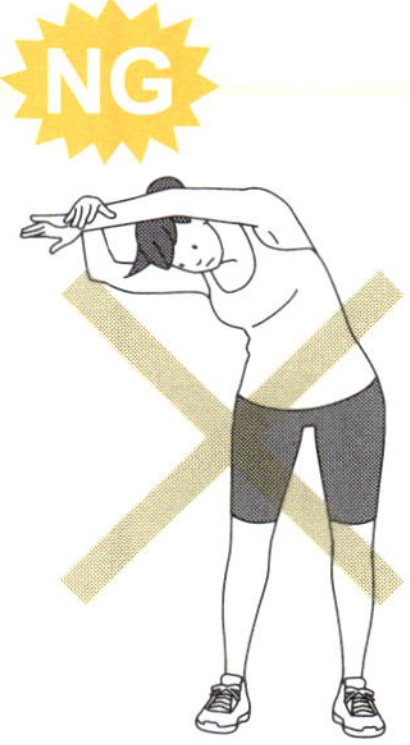

身体を真横に倒すようにしましょう。斜めに倒すと腰まわりの筋肉をしっかり伸ばせません。肘を伸ばすのも忘れずに。

効果がさらにアップ！　７つの体操その③

足首揺らし

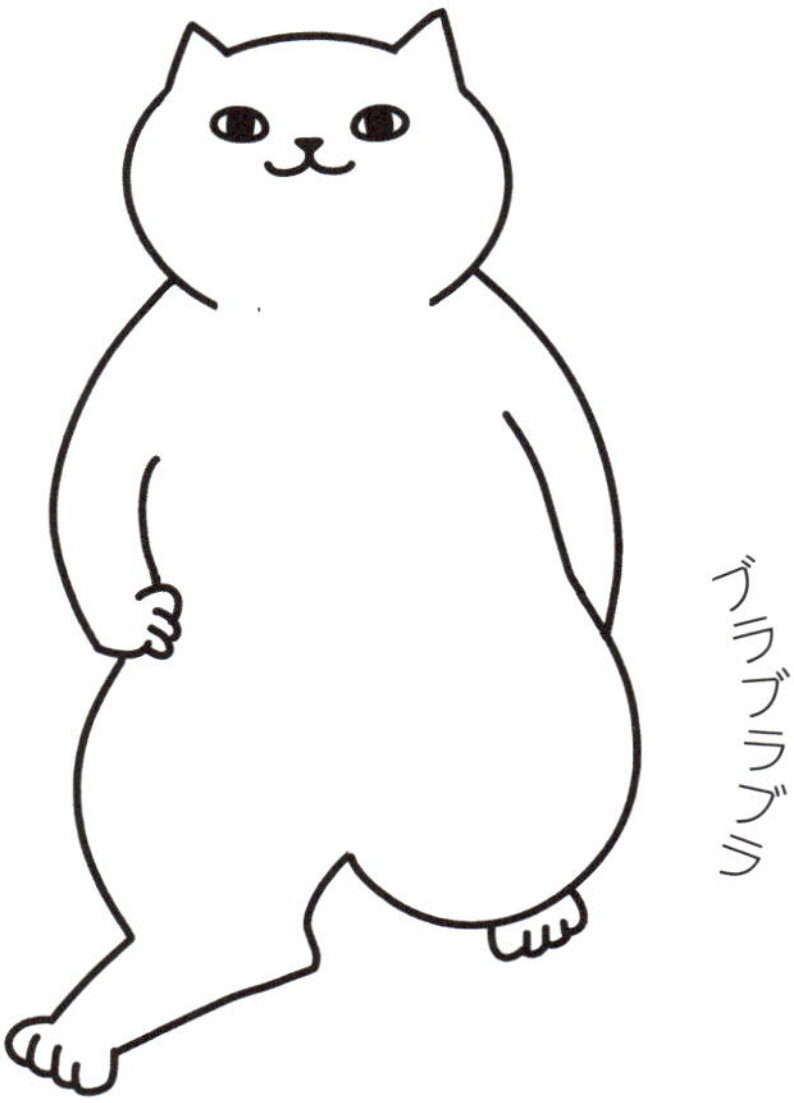

左右
12秒

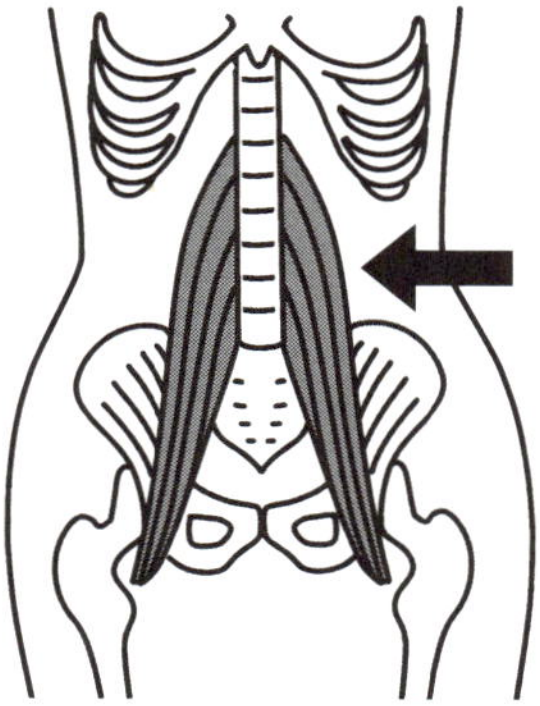

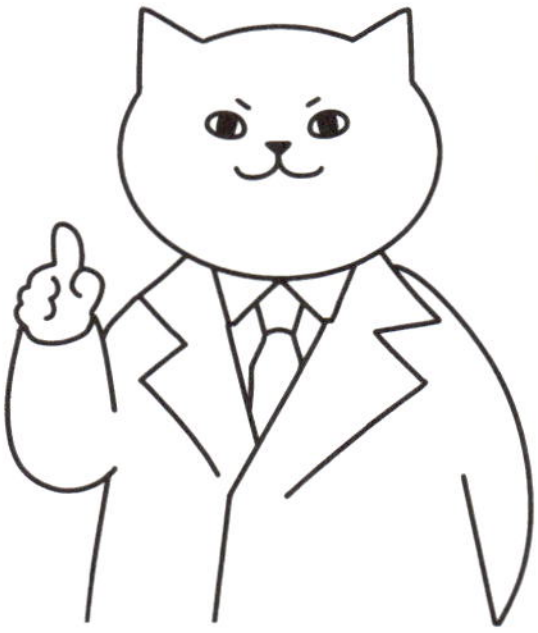

このエクササイズは、猫背にならない歩き方に必要な「大腰筋」を刺激し、脚の各関節を連動させやすくします。
バランスを取るのが難しいですから、慣れるまでは椅子などにつかまってもかまいません。
太腿の前側が固まっている人は、特にツラいと思いますよ。

←次のページで詳しく解説！

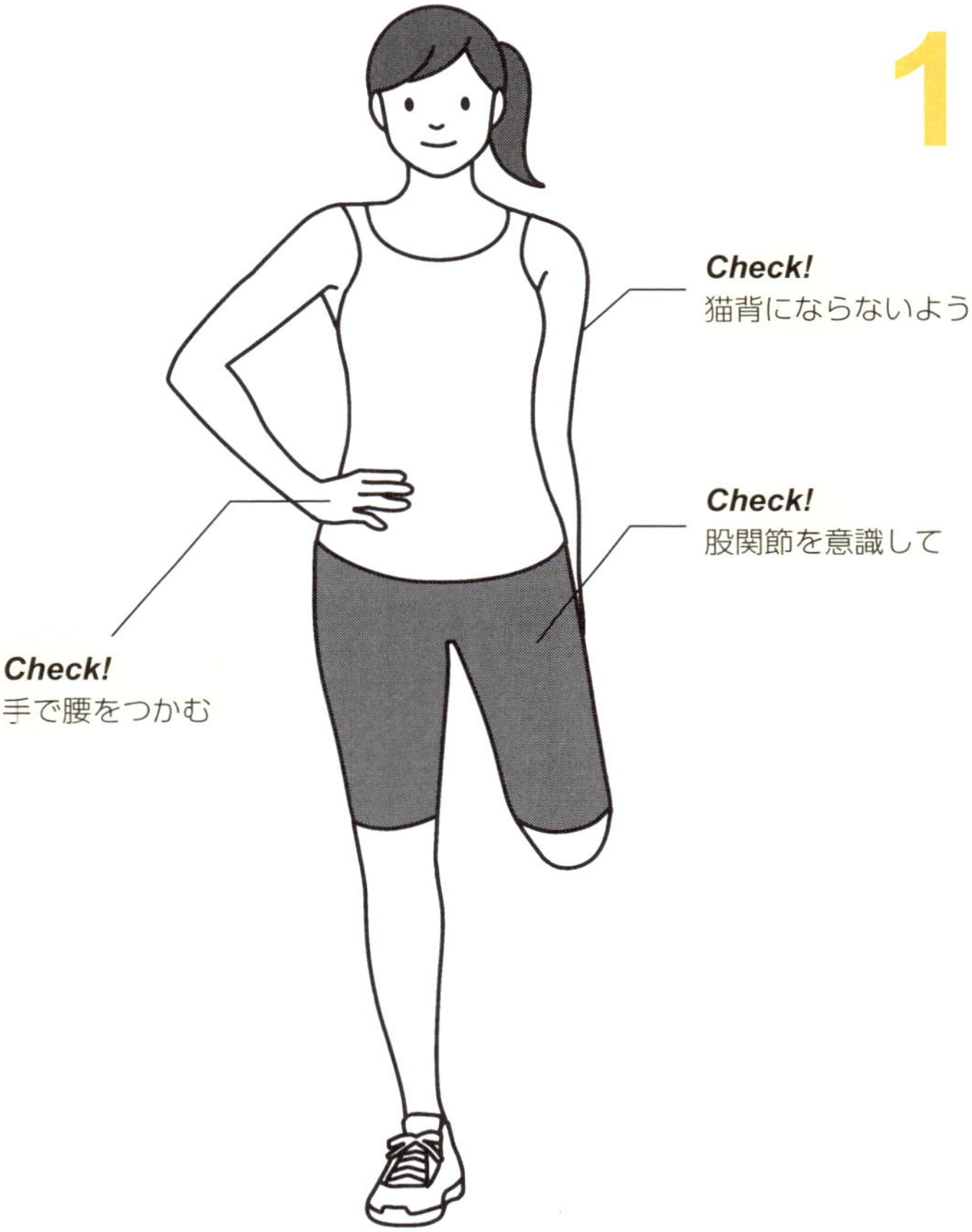
1
Check!
猫背にならないよう
Check!
股関節を意識して
Check!
手で腰をつかむ

片足立ちで足首をつかむ

背筋を伸ばして立ち、右手で腰をつかみます。左足を曲げて足首の少し上あたりを左手でつかみ、踵をお尻に引き寄せます。

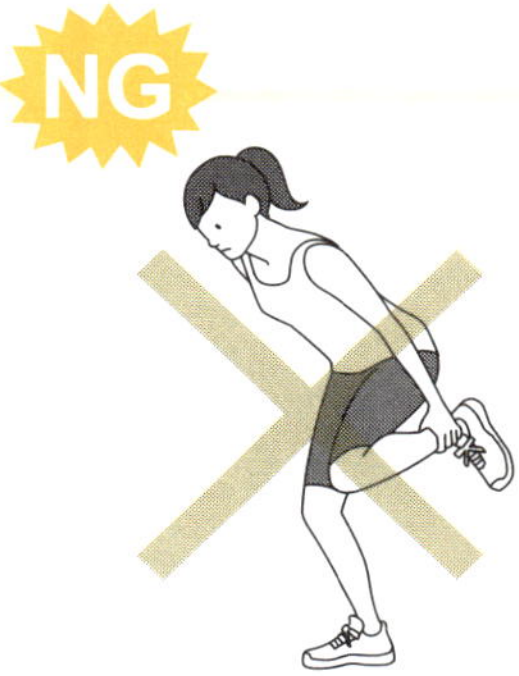
NG

前かがみにならないように注意しましょう。このエクササイズには骨盤の位置を矯正する効果がありますが、前かがみだと矯正効果はゼロです。

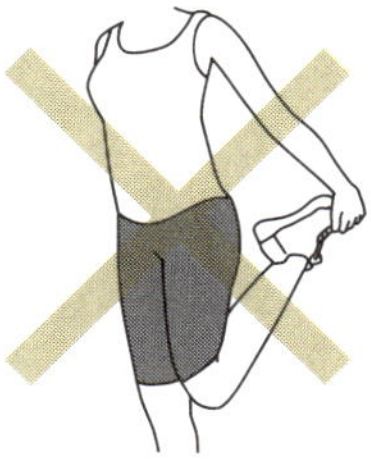

足の甲を持つと、脚全体の筋肉が緊張状態になってしまいます。足首の上を持って、脚全体をリラックスさせることが大事です。

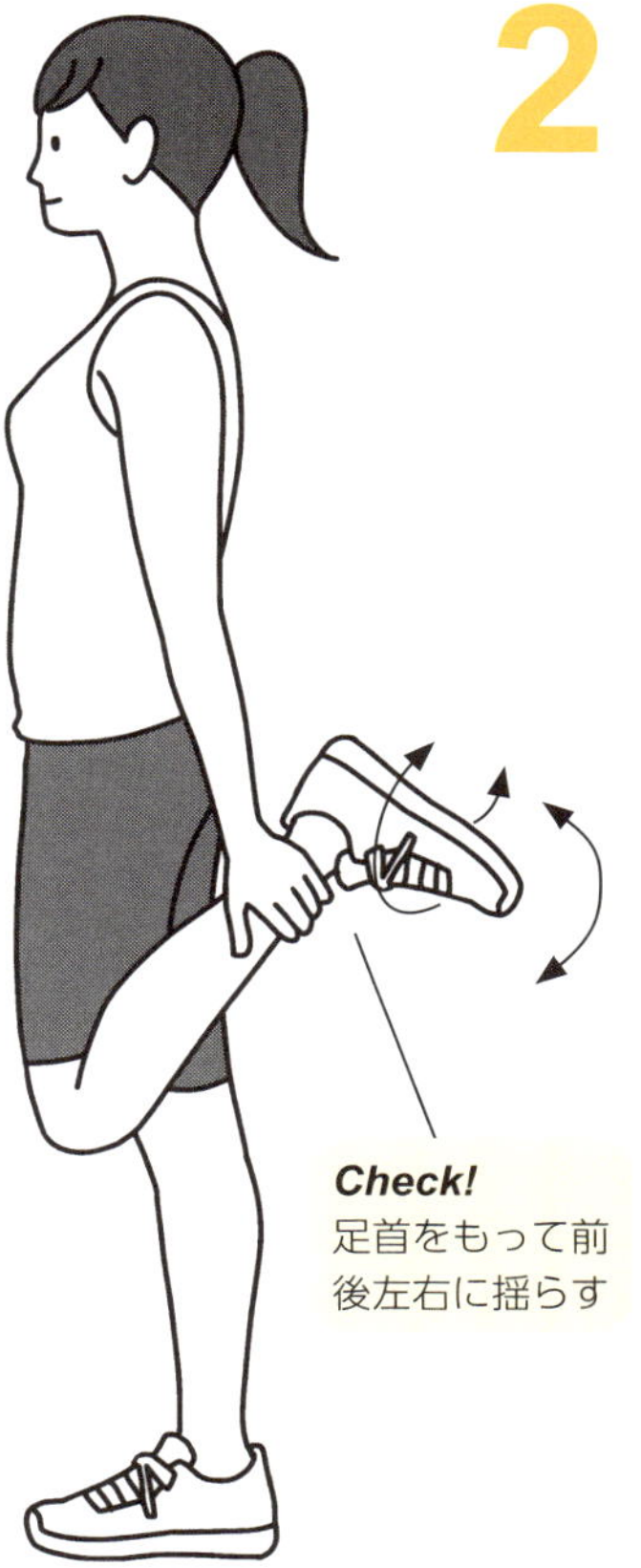
2
Check!
足首をもって前後左右に揺らす

足先をブラブラ揺らす

1の姿勢のまま12秒間、足先を前後左右にブラブラと揺らしましょう。
左右の足を入れ替えて、同じように行ないます。

効果がさらにアップ！ ７つの体操その④

両腕の投げ上げ

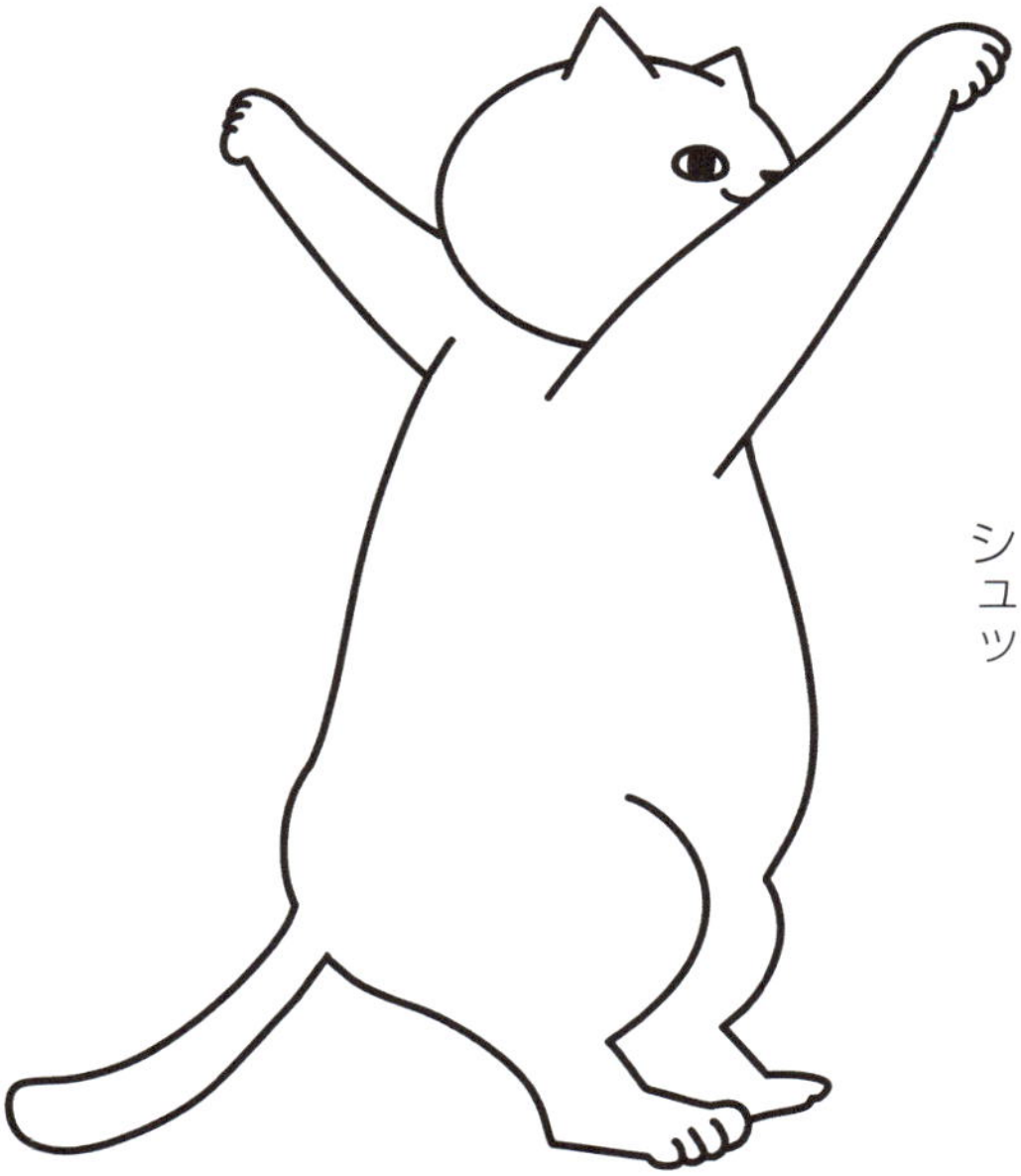

16回

このエクササイズの第一の目的は、脳から出た命令が、神経→体幹→腕へとスムーズに伝わるように、神経や筋肉を再教育することです。

これを続けると、意識しなくても体幹から動けるようになります。

するとウォーキングの腕の振りも、自然になります。

長年の猫背で固まった頸部・肩・背中の筋肉を、柔らかくする効果もありますよ。

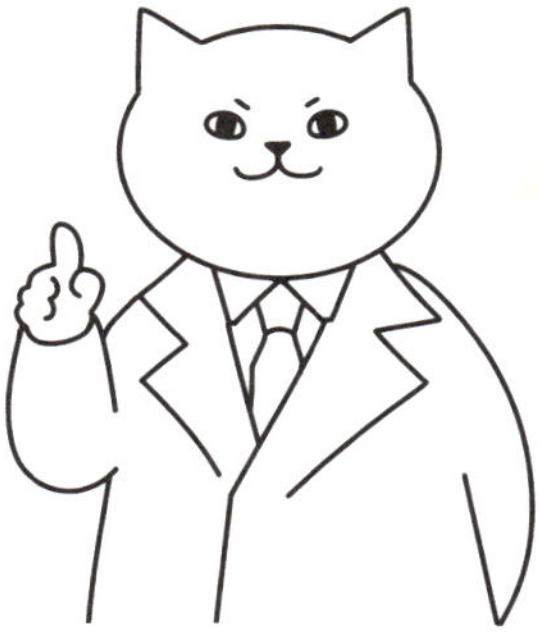

←次のページで詳しく解説！

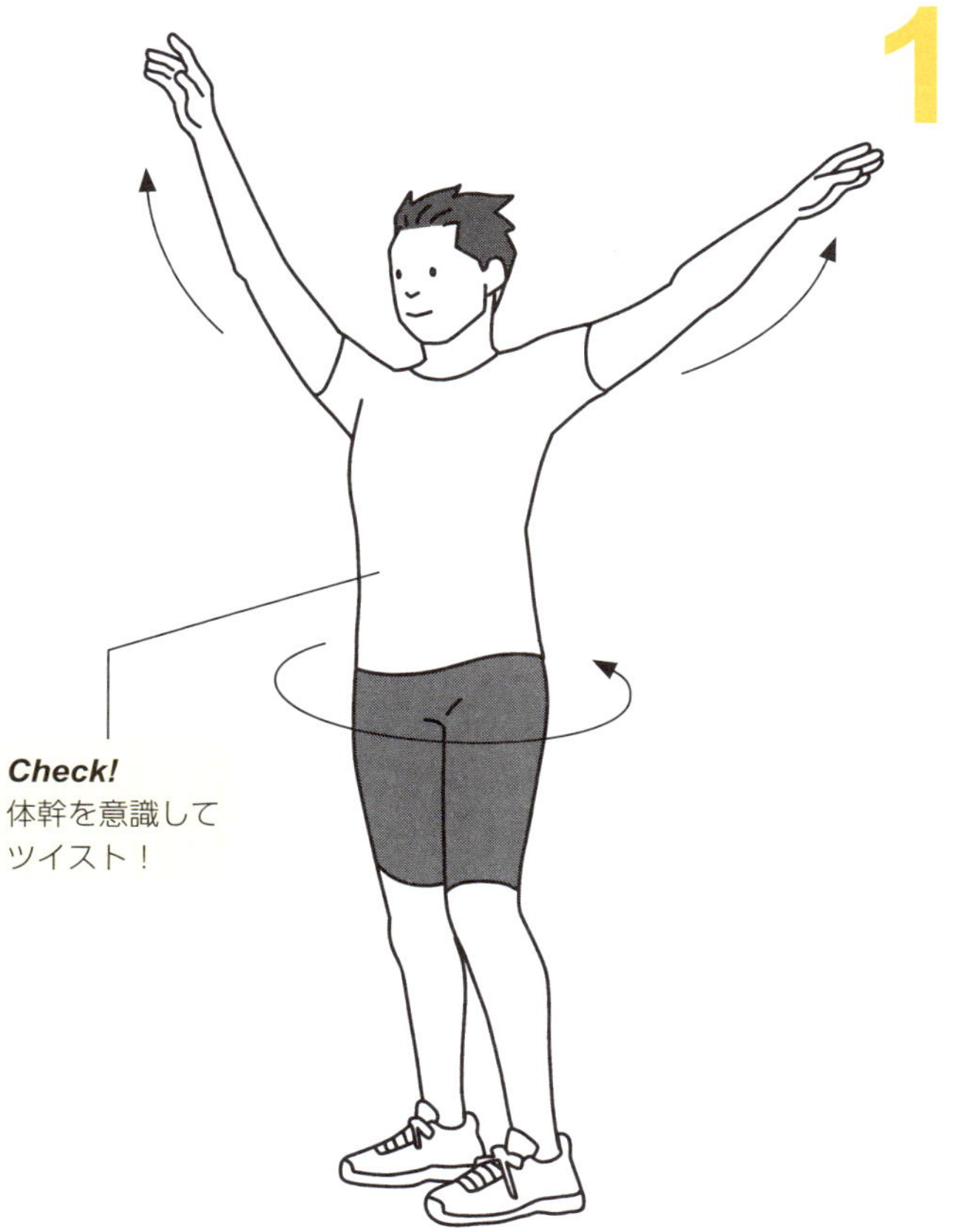

体幹と連動して両腕を投げ上げ

足を肩幅ぐらいに開いて立ちます。
体幹を意識しながら身体を左にひねり、
その動きに合わせて右腕を前方に、左腕
を後方に大きく投げ上げます。

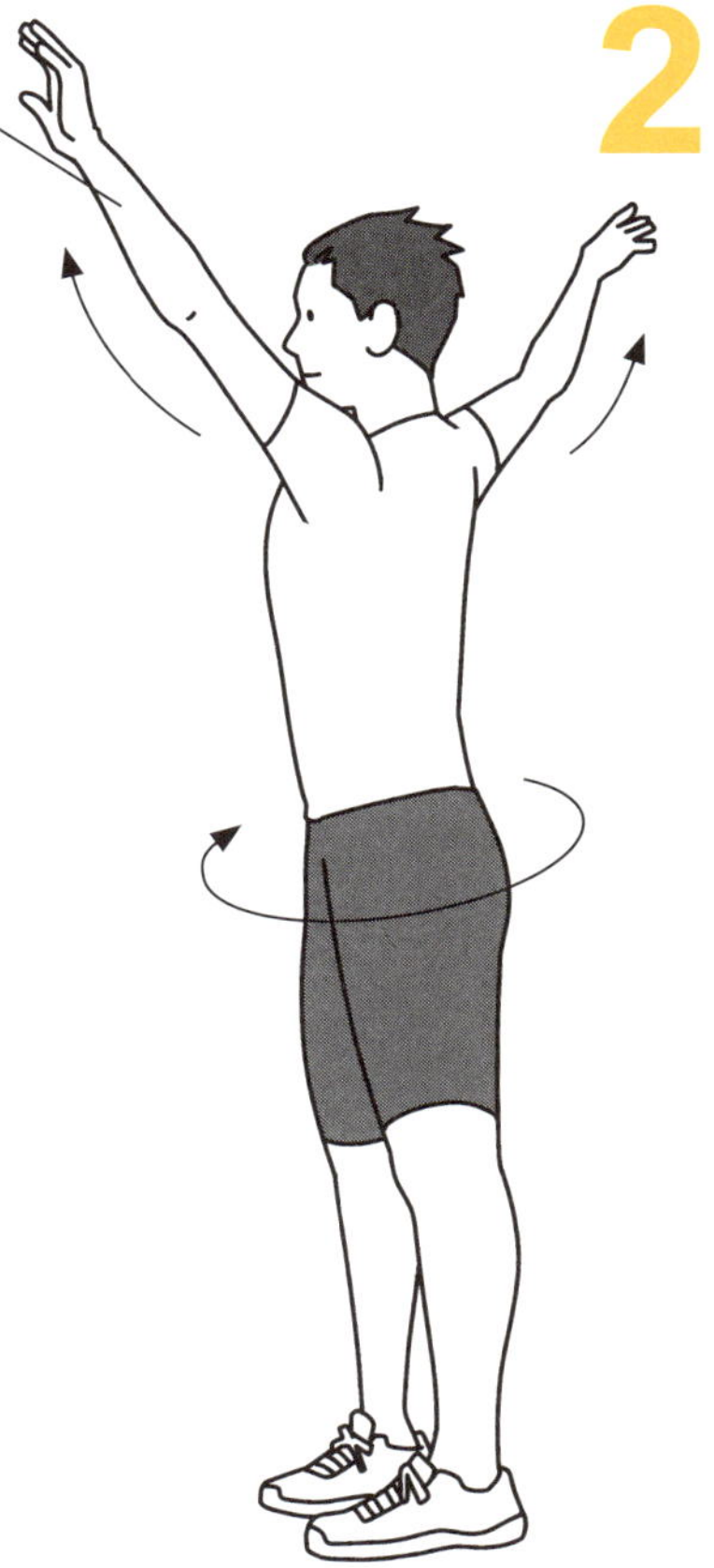

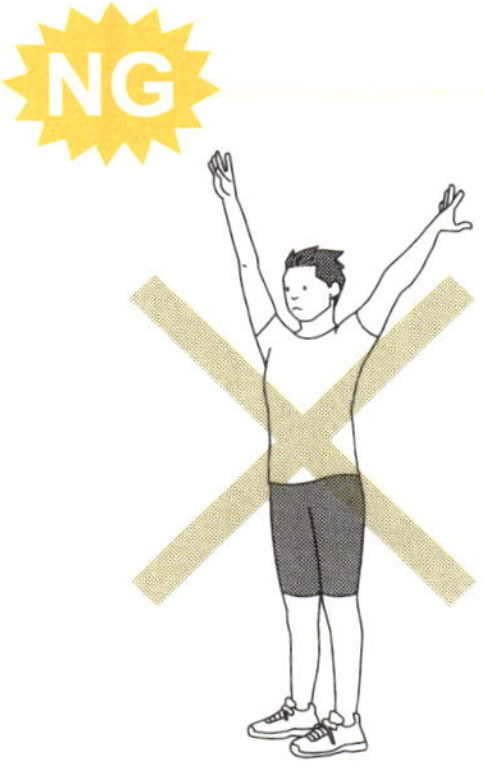

腕→身体という順番で動かすのはNG。背骨を中心にして左右にツイストして、腕はそれにつられて自然に上がってくるような気持ちで。

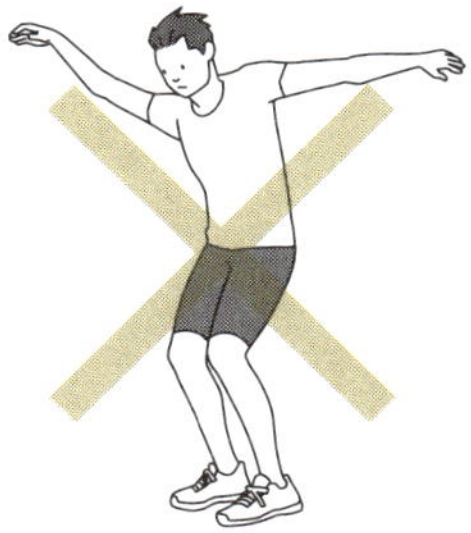

姿勢がくずれるのもNGです。猫背のまま行なうと、体幹をしっかり動かせません。

手を替えて前後に投げ上げ

体幹の意識を保ったまま、身体を右にひねり、その動きに合わせて左腕を前方に、右腕を後方に投げ上げます。1、2を16回繰り返します。

効果がさらにアップ！　７つの体操その⑤

肩甲骨回し

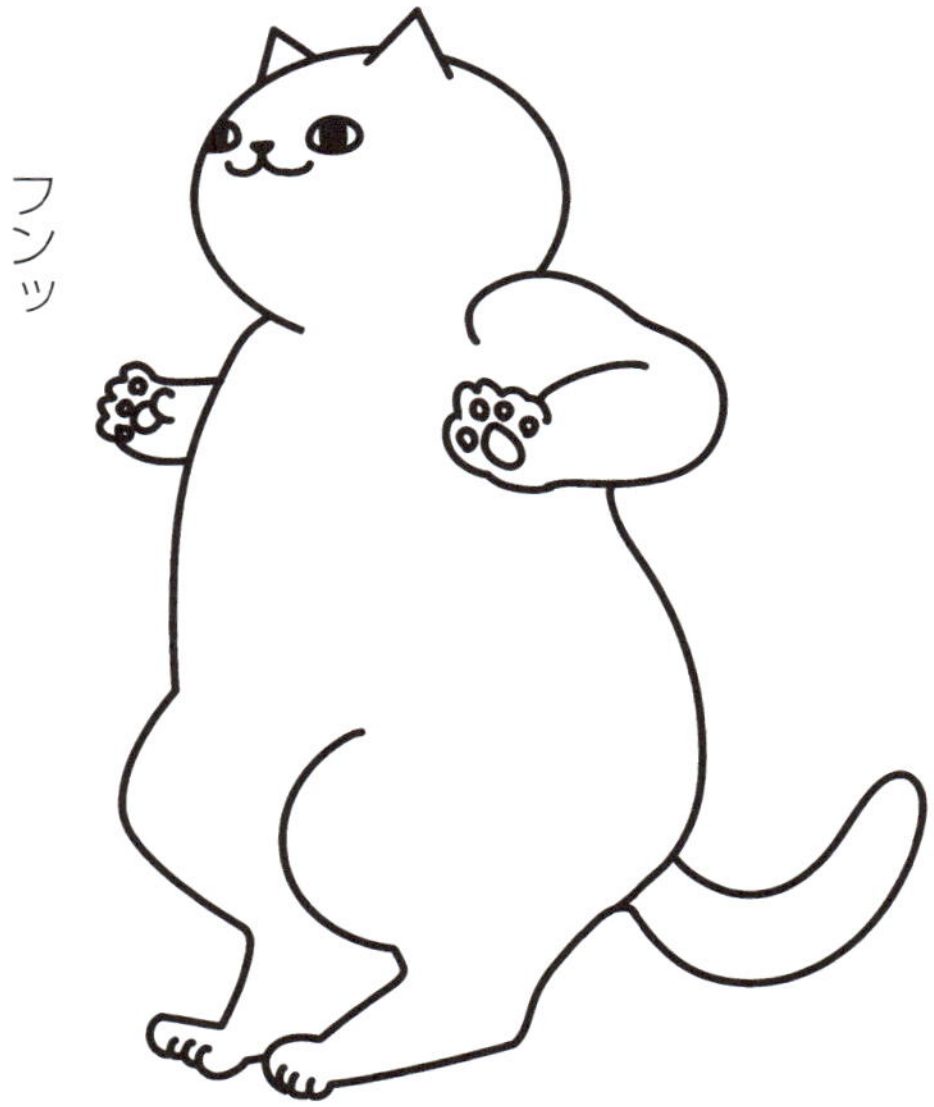

4回

NG

背中を丸めると腕を動かしやすいのですが、それでは効果ゼロ。背筋をスッと伸ばして、できるだけ大きく腕を動かすのがポイントです。

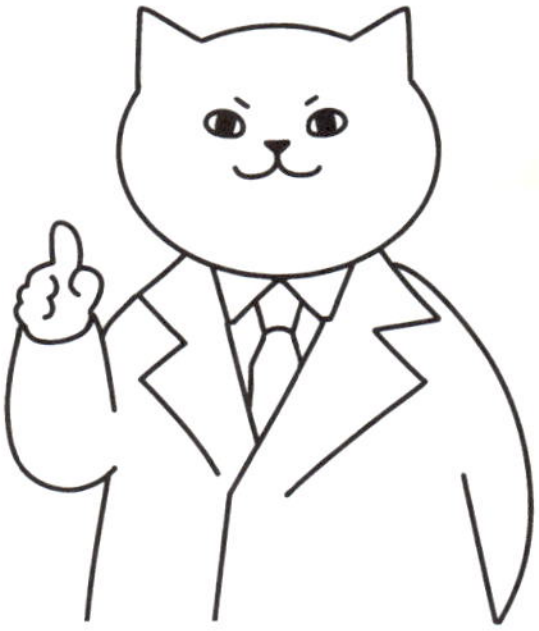

このエクササイズは平泳ぎのようなイメージで行ないます。肩甲骨と周辺の筋肉を刺激し、動きをスムーズにしてくれます。
肋骨ゴシゴシ体操と併用していると、自然と深い呼吸ができるようになってきますよ。

⬅次のページで詳しく解説！

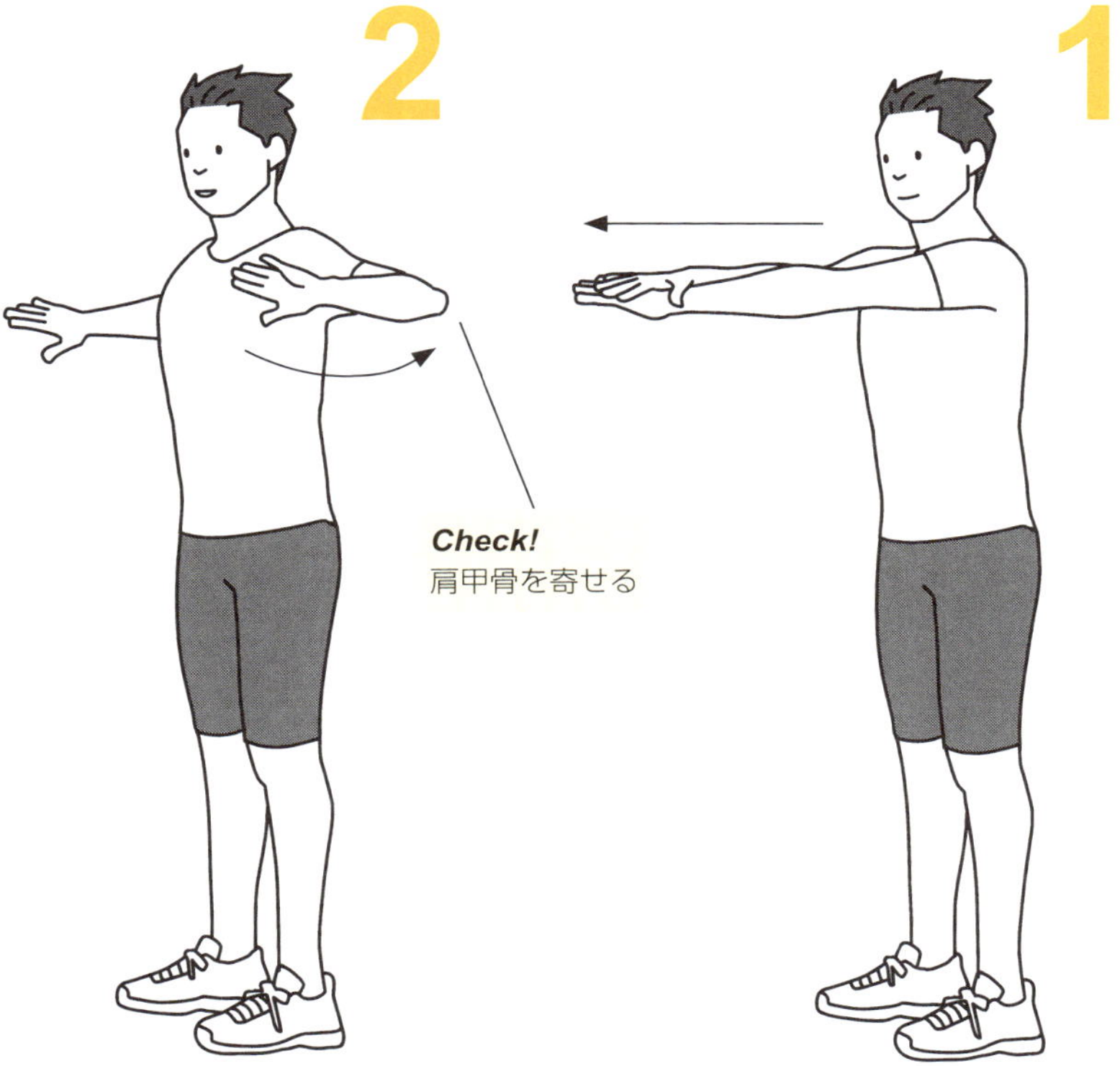

1 腕を前に伸ばして手首を交差

足を肩幅に開いてまっすぐ立ち、腕を前に伸ばします。腕が水平になる高さまで上げたら、手のひらを下に向けながら手首を交差させ、前にスウッと伸ばします。

2 肘を後ろに引き肩甲骨を寄せる

手首のロックをスッと外して、両肘を外に大きく回し、そのまま大きく後ろに引いていきます。肩甲骨が寄っているのを意識しましょう。身体が前のめりにならないように注意。

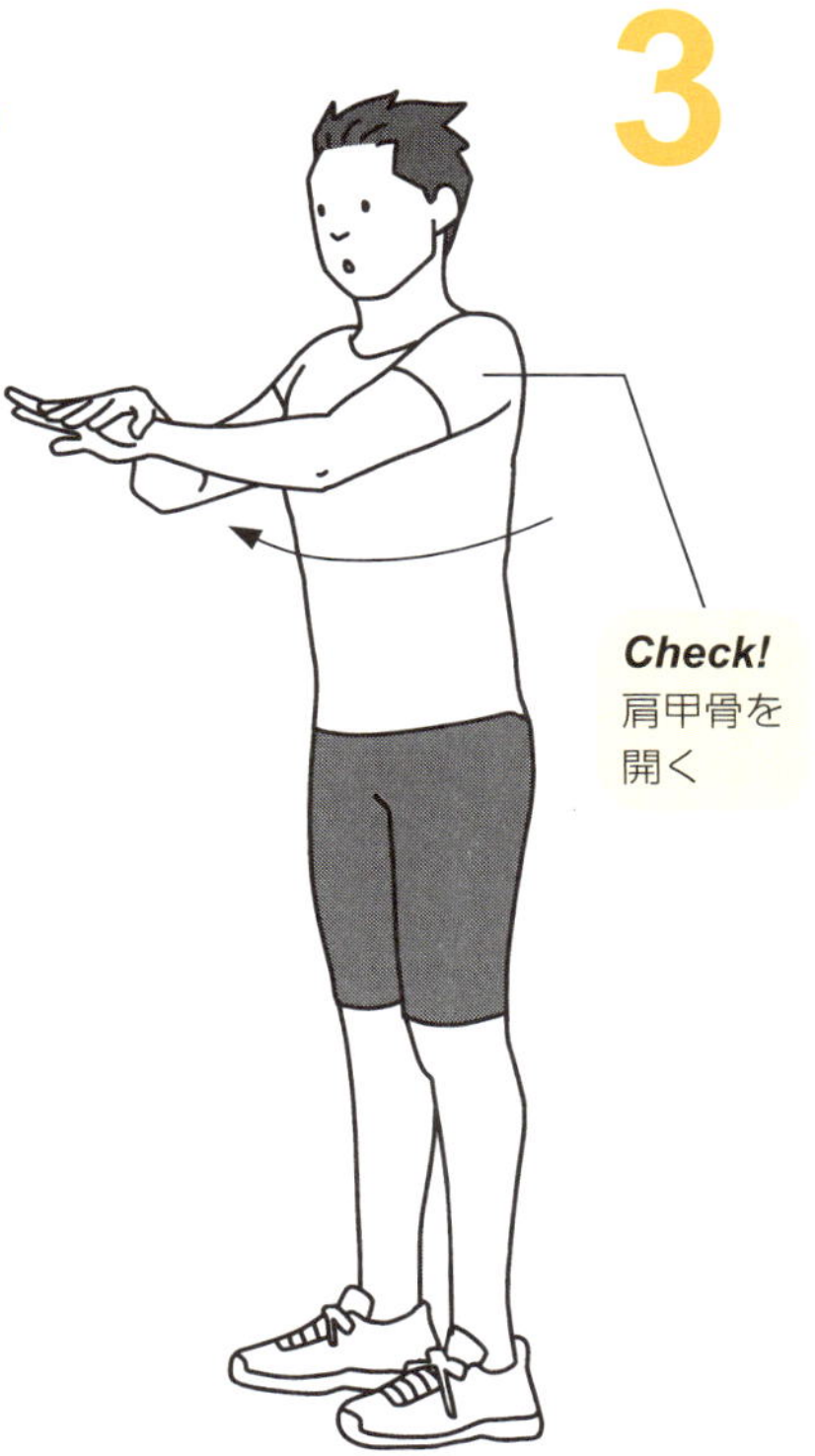

腕を前に出して手首を交差

腕を少し前に出し、胸の前で手首を引っかけて交差させます。このとき、2で寄った肩甲骨を開くのを意識するのがポイントです。体幹はまっすぐキープしましょう。

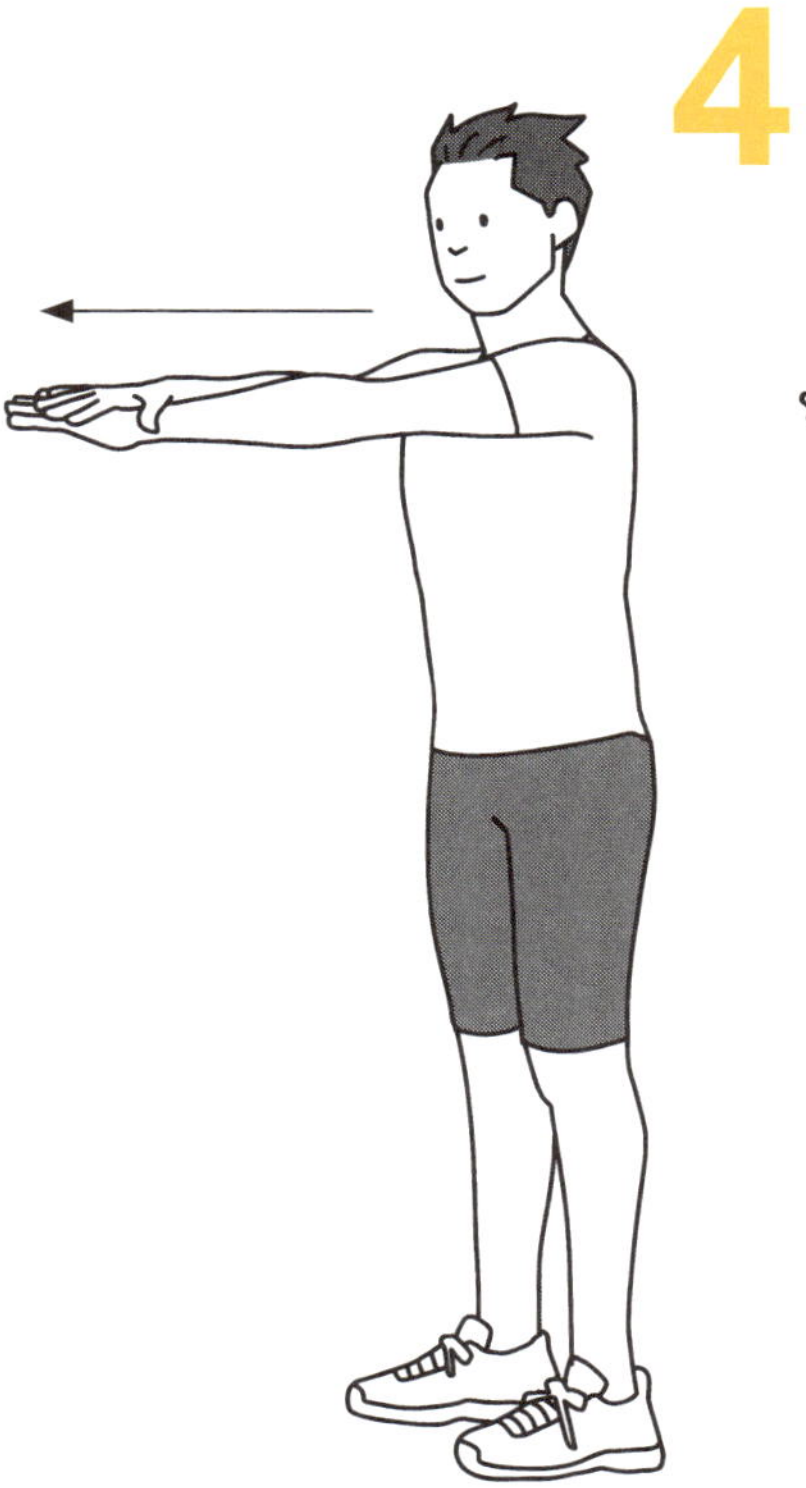

腕をまっすぐ前に伸ばす

手首を交差したまま、腕をまっすぐ前に伸ばします。一連の動きは、平泳ぎをイメージするといいでしょう。

1～4を４回繰り返します。

効果がさらにアップ！ ７つの体操その⑥

肩関節＆背中ほぐし

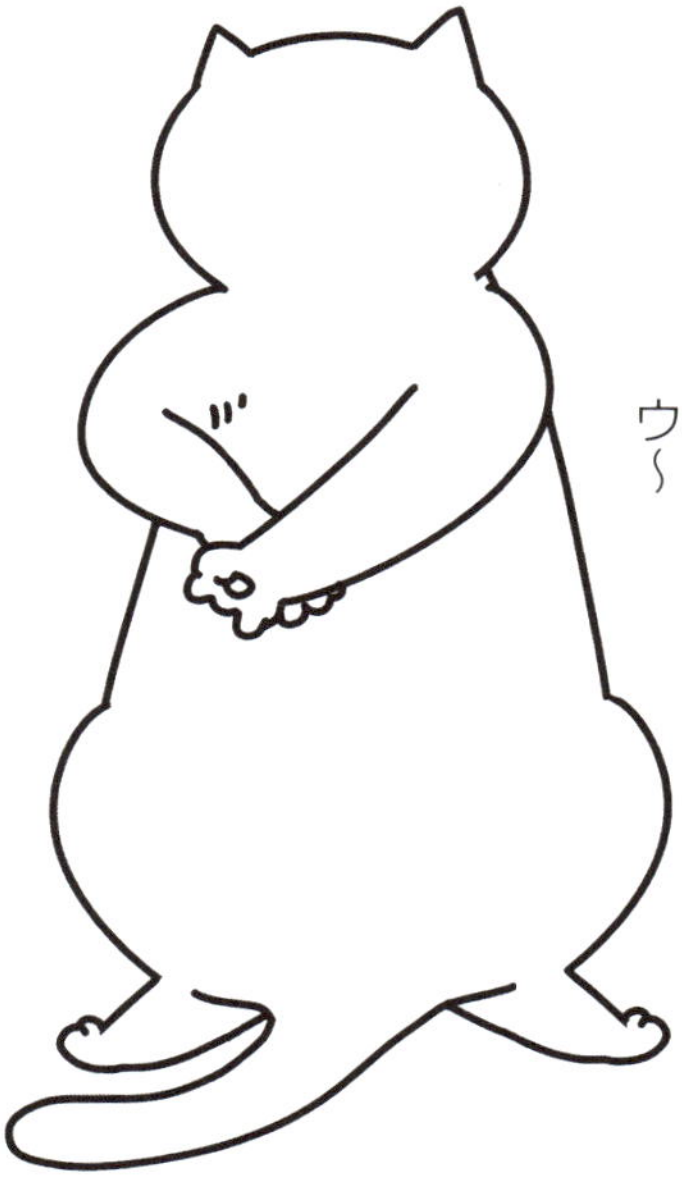

各

10回

Point

片方の手は、中指と薬指を折り曲げて、親指・人差し指・小指だけを立てておきます。その手首を、反対の手で捕まえてロックします。

このとき、尺骨茎状突起（しゃっこつけいじょうとっき＝手首の小指側にある突起）を小指と薬指で挟むようにします。

また、背中の筋肉が固い人は、「親指を使って握る」のではなく「四本指で引っかける」ほうが、肩甲骨が大きく動きますよ。

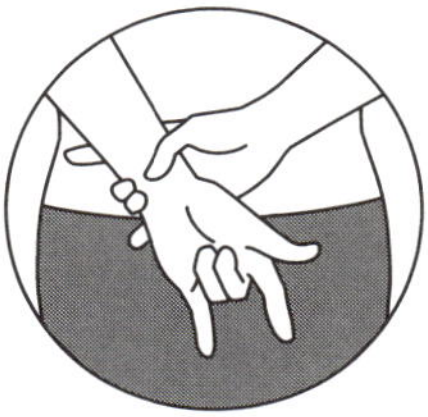

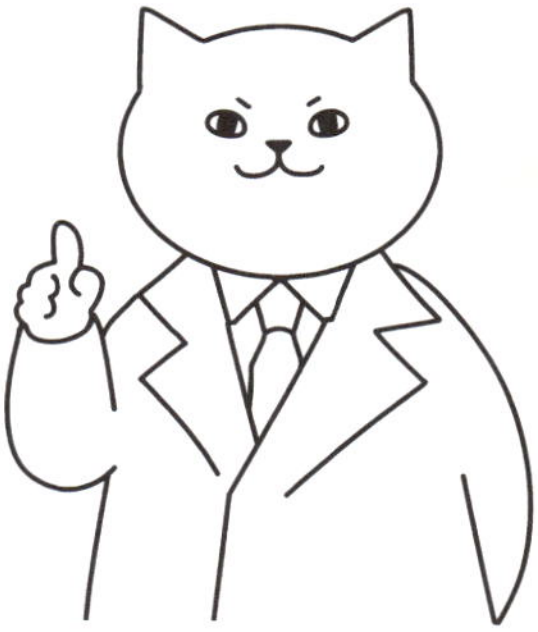

このエクササイズは肩甲骨の可動域を向上させ、同時に周辺の肩・背中・前腕の筋肉をほぐします。猫背の人は、この種のストレッチではバキバキッと音がして、筋肉を痛めてしまう場合があります。しかし、この特殊な手の形にすると、どこか一か所に負担をかけることなく筋肉を均等に伸ばせる、という効果があります。

⬅次のページで詳しく解説！

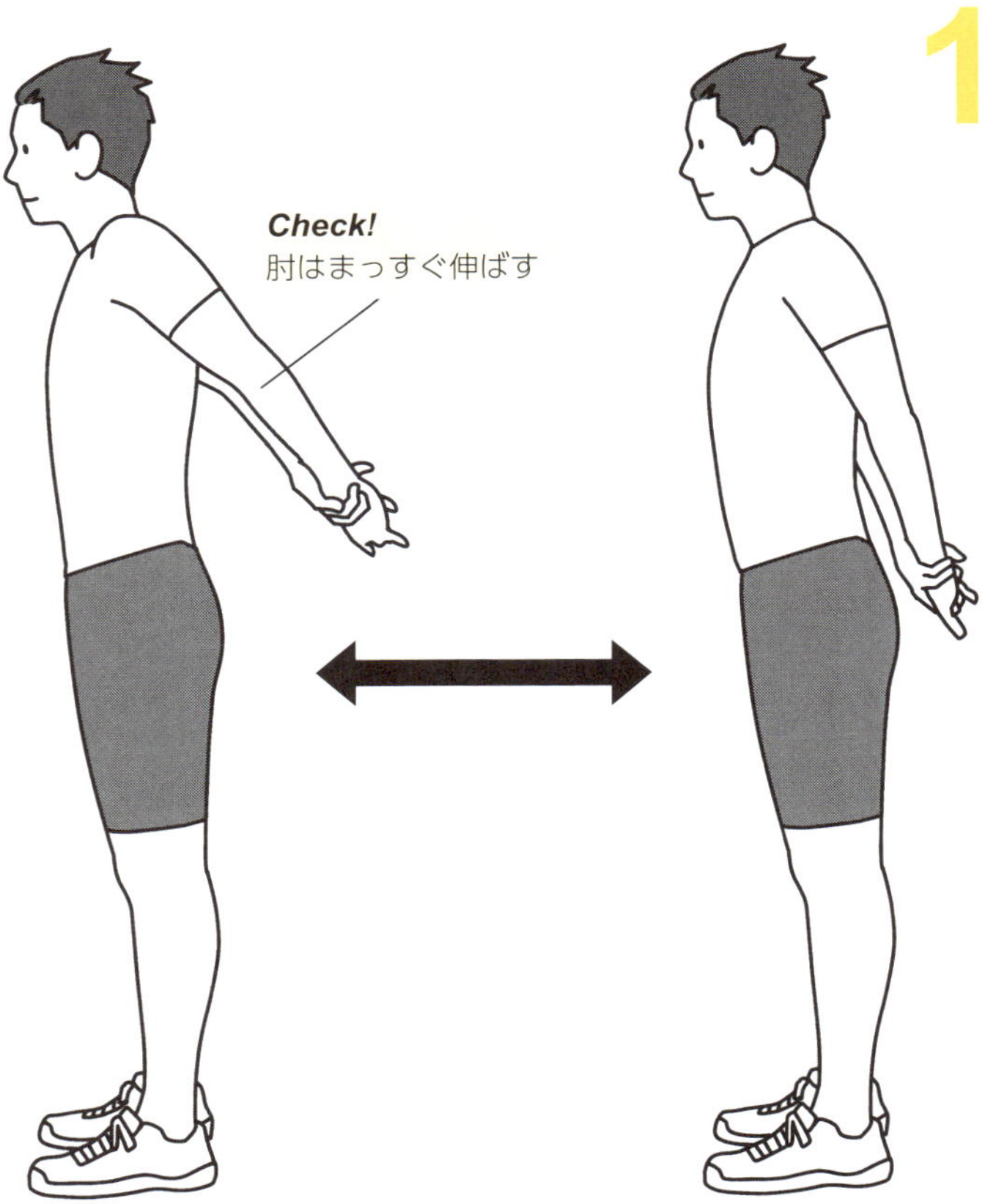

手を後ろで組み、腕を上下に動かす

足を肩幅ぐらいに開いて立って両手を後ろに回し、右手で左手首を軽くつかみます。この状態から腕を10回、上げ下げします。

鏡で見ると、肩幅が少し狭くなるのがわかります。

それから左右の手を入れ替えて、また10回。

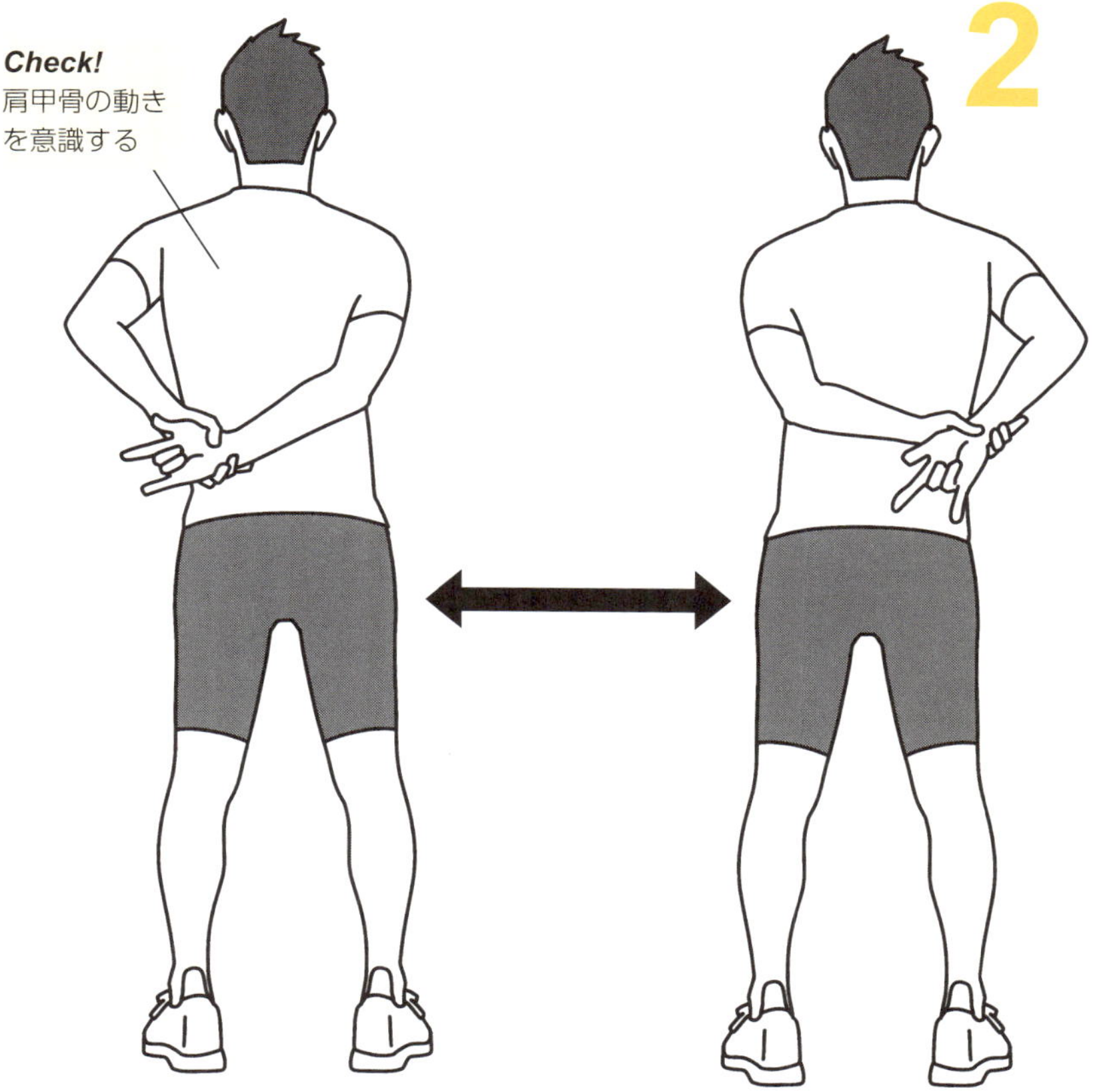

手を後ろで組み、腕を左右に動かす

1の姿勢のまま、今度は腕を左右に10回動かします。
腕の動きに合わせて肩甲骨がグニグニ動いているのを意識しましょう。
終わったら左右の手を入れ替えて、また10回やります。
合計は40回になります。

効果がさらにアップ！　７つの体操その⑦

全身ストレッチ＆脱力

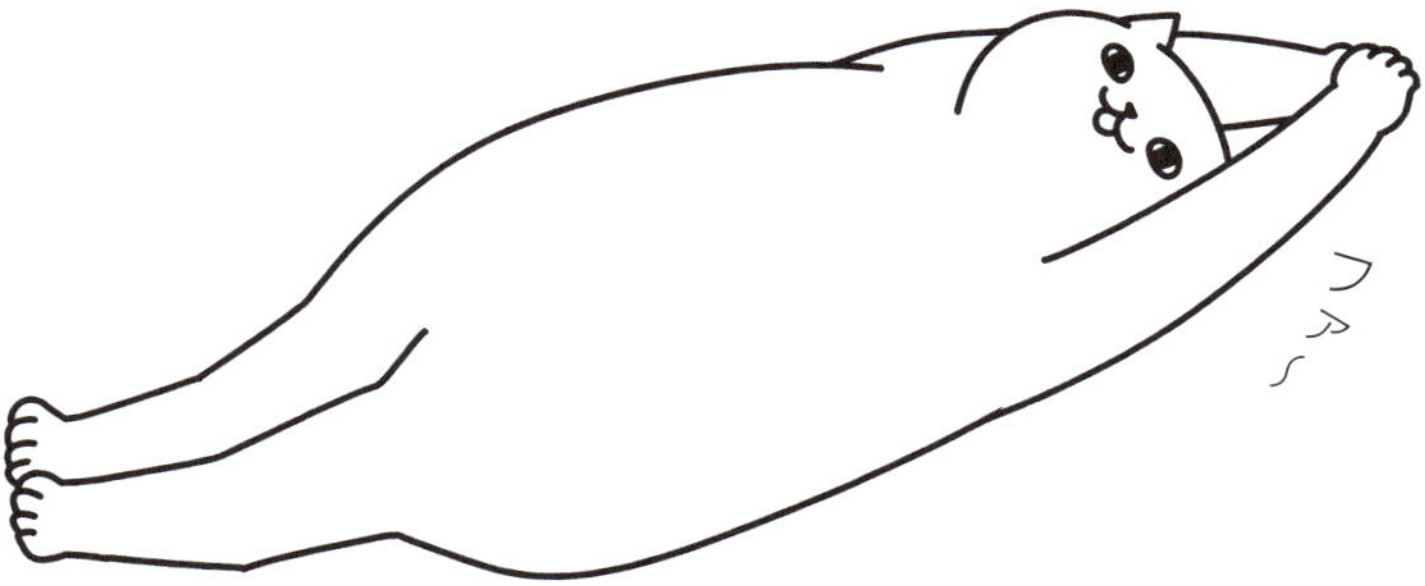

5回

Point

手首を交差させつつ、足の親指同士も重ねます。
このように手と足の先端をロックすると全身が自然に連動します。

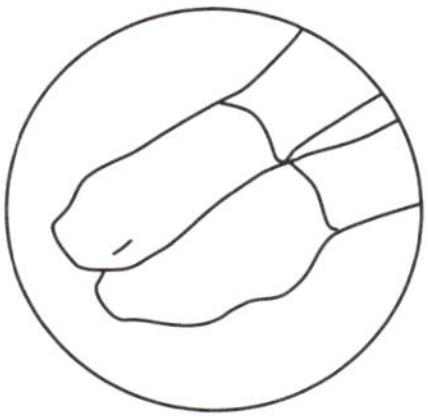

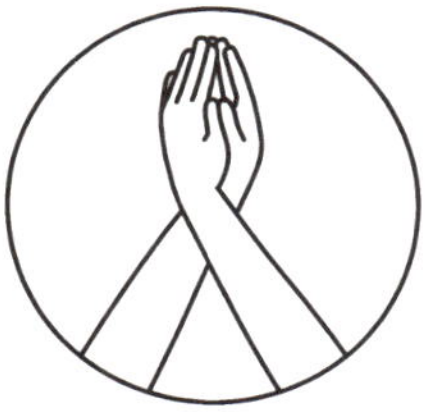

できる人は、手を深くクロスさせ、手のひらを合わせて行なうと、より効果的です。
ただし、肘は曲がらないようにしましょう。

グッと緊張させ、だらっと脱力することで、全身の筋肉をリラックスさせます。緊張とリラックスのメリハリが大事です。
二足歩行で固まった筋肉をほぐすには最適のエクササイズです。就寝前や起床時にやれば背筋が伸び、さらに交感神経の働きも整ってきますよ。

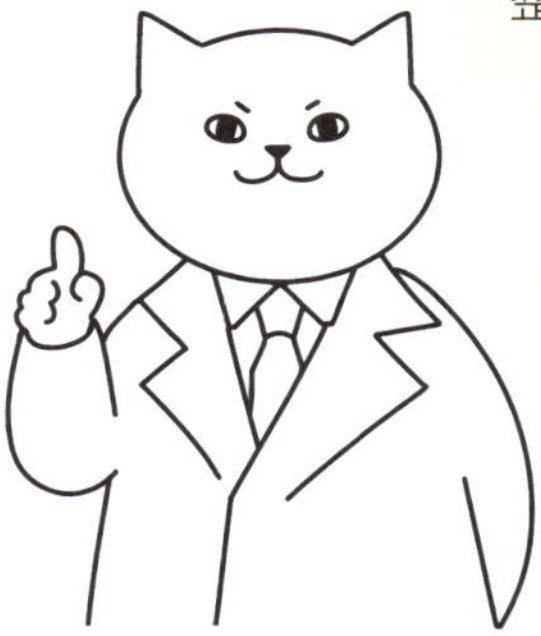

「7つの体操」は1セット3分もかかりませんから、簡単にできます。「肋骨ゴシゴシ体操」にこれをプラスすれば、猫背からの脱出はさらに加速していくことでしょう！

←次のページで詳しく解説！

1

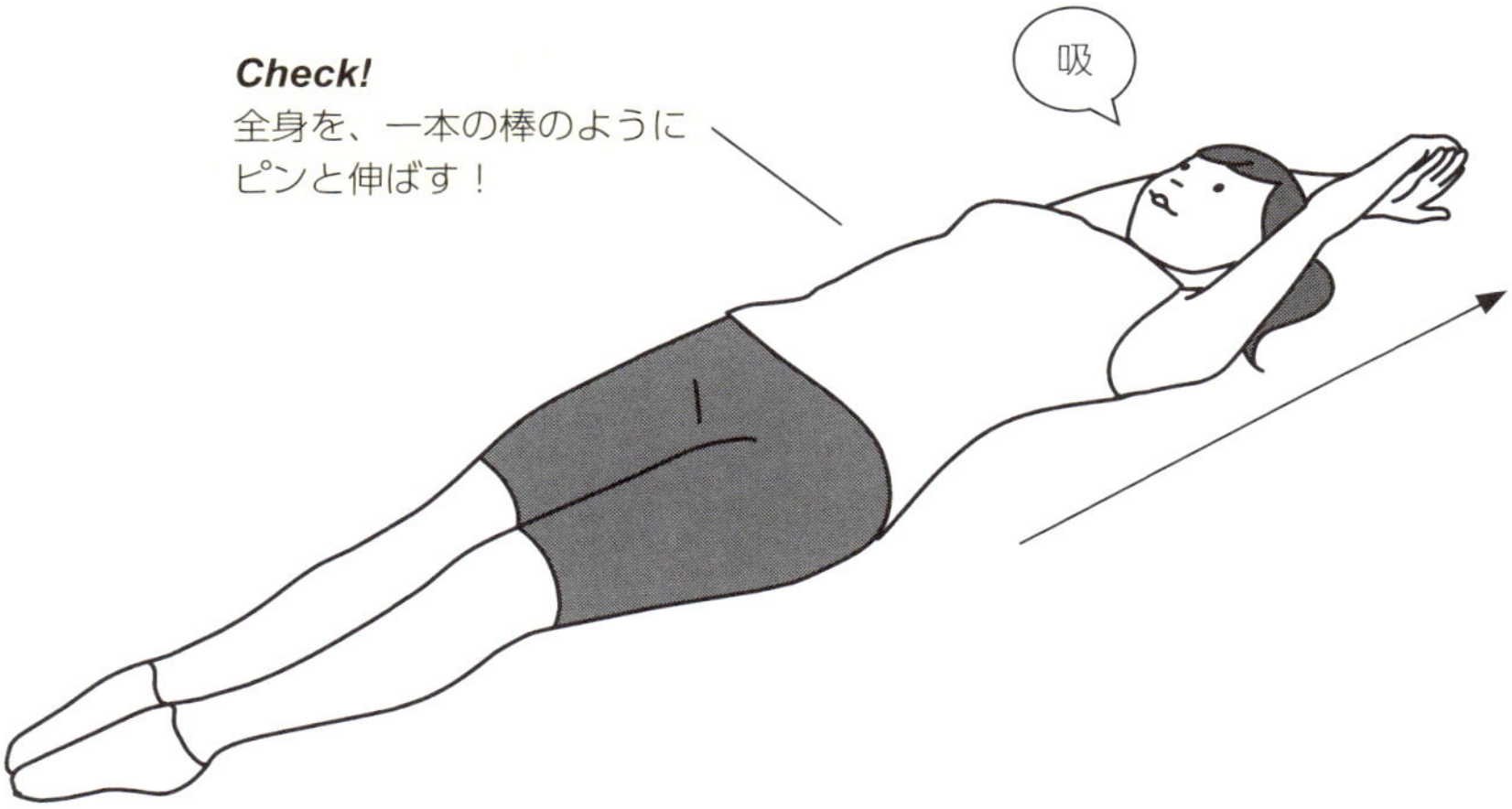

手首を交差させて全身を伸ばす

仰向けになって腕を頭上に伸ばし、手首を交差させます。
足は親指同士を重ねてロックします。
息を吸いながら、手の先から爪先までを、ピンと伸ばします。

2

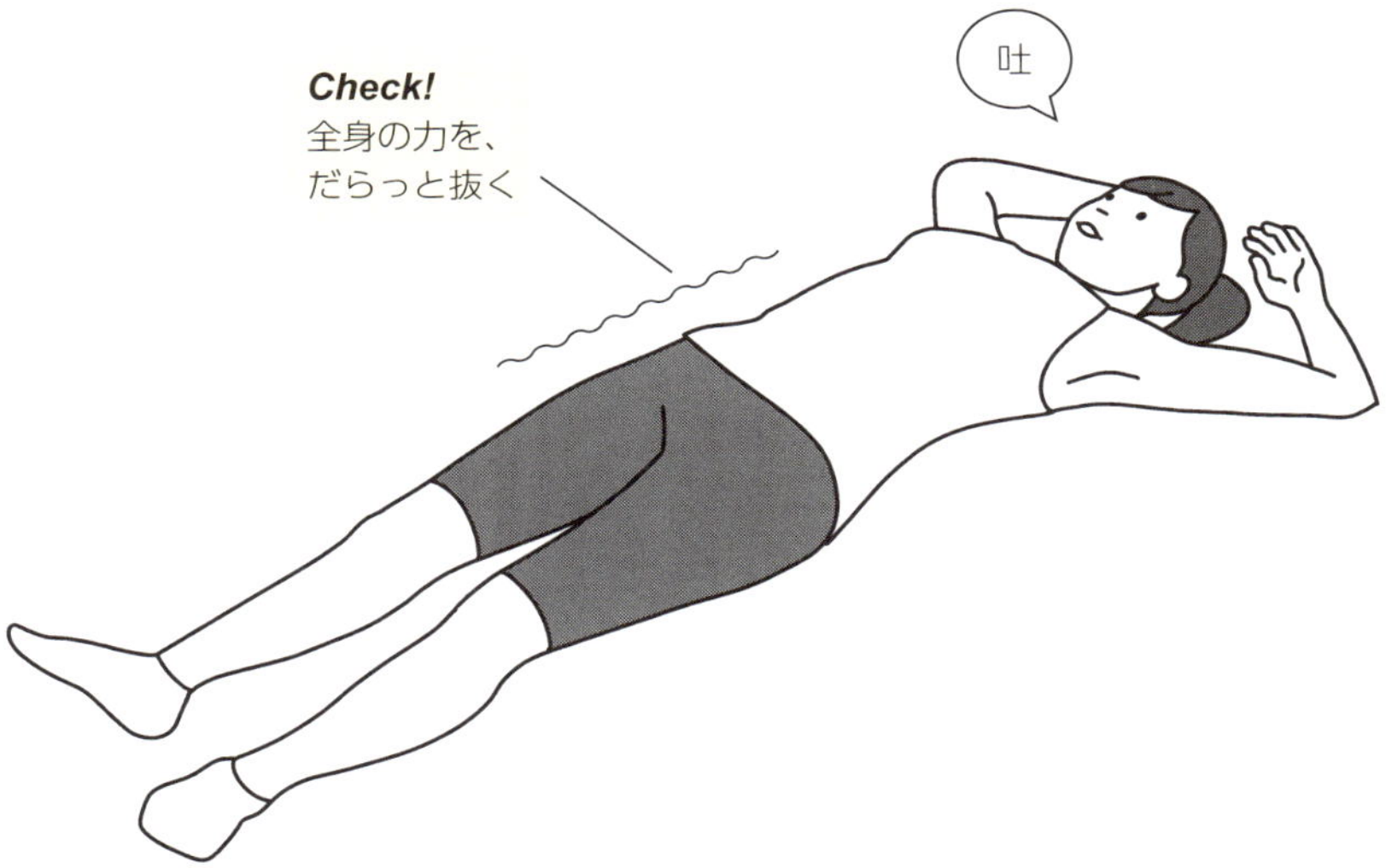

息を吐きながら一気に脱力

息をフッと吐きながら、全身の力を一気に抜きます。息を吐くときは、顎の力を入れないように。

「引っ張るのをやめた瞬間に、ゴムがグッと縮む」イメージで、5回繰り返します。

深呼吸のすすめ

現代人は呼吸が浅い

前にも書きましたが、猫背だと胴体や頸部が圧迫されて、呼吸が浅くなってしまいます。

すると脳に送られる酸素が足りなくなり、仕事や勉強にも支障が出ます。

そんな人が背筋を伸ばすと、それだけで自然と呼吸が深くなります。だから**猫背改善は、最高の呼吸法でもあるのです。**

呼吸が浅くなる原因は、たくさんあります。腰痛対策の骨盤矯正ベルトも、締め方が間違っていると呼吸に悪影響を及ぼす場合があります。

ある男性は、外出先でミスを連発するのに気づいて途中で矯正ベルトをゆるめたところ、そのあとは問題がなかったそうです。これは、呼吸が浅くなったことで思考も浅くなっていたのが、肺にしっかり酸素を吸い込めるようになったことで正常な思考力・判断力を取り戻した、ということが考えられます。

こういうとき、ゆるめるまでは意外と「いま、息がしづらい」と気づかないことが多いのです。人間の身体の深層意識は、ちょっとぐらい困ったことがあっても、表層意識には報告しないからです。

姿勢などが原因で呼吸が浅くなっている場合は、意識的に深呼吸をすることでリセットできます。

もちろん、ふだんの姿勢が悪いままでは、いい効果も継続しません。

でも、**人によっては「姿勢から入ろう」とするよりも、「呼吸から入ろう」と考えるほうが近道の場合があります。**

背筋を伸ばそうとすると、そっくり返ってしまうような人には、「ちょっと上を向いて、肺にいっぱい空気を吸い込んでみましょう」と言ったほうが自然に背筋が伸びます。

「猫背を治すと呼吸が深くなる」という順番がある一方、「呼吸を深くすると、猫背が治る」という順番も成立するのです。

どちらか一方を選ぶというより、これは同時に進んでいくものです。

ただ、呼吸に注目したほうがやりやすい人は、最初はそちらに軸足を置くのもいいでしょう。あなたにあったやり方で、猫背改善の道を進んでください。

小林式「1：2」深呼吸のすすめ！

深呼吸というのは、難しいことではありません。ただ、身体が猫背でこり固まっていると、楽で気持ちのいい方法を見失ってしまっているものです。

仕事や勉強などの合間に1回、胸を張って、大きく息を吸い込んでみましょう。

実は、ため息をつくのも正解です。それも、「フーッ」と〝息を吐こう〟とするよりも、「はぁ……」と〝息が出てしまう〟ほうが、脱力して副交感神経が刺激されます。

よく「幸せが逃げる」といいわれますが、そんなことを気にする必要はありません。呼吸が深くなって健康になったほうがずっと幸せなはずです。

ただし、あんまり人前で繰り返していると、どうしたのかしらと周囲の人に心配されてしまいますので、注意したほうがいいかもしれませんが。

もっと楽な方法もあります。「なんか気分が晴れないなぁ……」と思ったら、ふと上を見てみるだけでも効果があるのです。

何かを思い出そうとするとき、人は上を見上げるものです。これは心理学的には「目から入ってくる情報を制限するため」といわれています。もともと人間は、他者の顔から感情を読み取るように進化してきた生物で、目線の高さは「他者の表情」という情報にあふれているから、頭をフルに使うためにこれらの余分なインプットを減らそうとして、上を向くのです。

また身体の面から見ると、副次的な効果もあります。**顔を上げると、情報を制限するだけでなく、血流を改善し、呼吸を深くすることができます。**

さらに、にっこり笑ってみましょう。作り笑いでも何でも、笑顔になるとリラックスしてゆっくり呼吸ができますよ。

それぞれ生活の中で取り入れられる深呼吸の方法があると思います。ですから、私は次のような要点だけを守ることをおすすめしています。

「呼吸の長さを『1対2』にする」

……これだけです。**3秒吸ったら、6秒吐く。5秒吸ったら、10秒吐く。**

よく腹式呼吸がいい、といわれますが、最初はあまり深く考える必要はありません。むしろ「お腹を膨らませなきゃ」とかいろいろ考えて面倒に感じ、続かなくなることがかえってデメリットになってしまうからです。

「秒数を数えて1対2にするのも大変」ということなら、「ゆっくり吐くこと」だけを意識してみましょう。歌手の人はたくさんの空気を肺に入れることができますが、そのコツは「吸う前に、たくさん吐くこと」だそうです。吐ききってしまえば、自然に息は入ってきますからね。

呼吸というのは、ふだんは意識する必要がない運動です。しかし、意識したら変えることのできる運動でもあります。

「いま、自分の心臓を止めてみてください」と言われても、できませんよね？　心臓の動きのような不随意運動は、自律神経によってコントロールされているからです。

でも呼吸は、自分の意思で止めることができます。もちろん止めるだけでなく、速くしたり、遅くしたり……だからヨガや座禅で、重要視されているのですね。

ある意味では、これは〝姿勢〟とも似ています。意識することもできるし、無意識に任せることもできるのです。

そして、どちらも「意識し続ける」のは困難です。無意識的にコントロールできてしまう分野だからこそ、「忘れてしまう」のです。

習慣にする方法、教えます

今週・今月、続けるには

この本で紹介する猫背改善の方法は「たった一つのストレッチ」と、「意識改革」です。ストレッチについては、たった一つに絞ったことで、かなり習慣化は簡単になったと思います。でも、ある意味ではちょっと高いハードルも要求しました。

「椅子は地獄だから、30分に一度は立とう」と。

つまらない仕事や勉強ならともかく、なにかに没頭しているときに気づくことは難しいですからね。

だから、ときどき自分に教えてくれるような仕組みが必要です。スマートフォンやパソコンにタイマーをセットするのが、手近な方法です。

習慣になってくると、次第に「あ、なんか立ちたくなってきた」となってくるものです。

また、「ときどき必要になるものを、ちょっと離れた場所に置く」という方法も有効です。コピー機やプリンタなどの共用物を、あえてちょっと遠い場所に置いている会社もありますね。社員はそれを使いたいとき、立って歩いてそこに行かなければなりませんから、自然と運動になるわけです。

そして、**立ち上がるのが面倒でも座ったまま、62ページからの肋骨ゴシゴシ体操をするのは簡単です。**

これなら座ったままでもできます。椅子に深く座っていると肘は後ろに引けませんが、それなら肘を左右に広げればいいんです。

携帯電話のタイマーをバイブレーションでセットしておいてもいいですし、スマートウォッチなら自分にしかわからないように通知できます。

真面目な人は、難しい顔をしてエクササイズをしてしまいがちです。そこで、ミラー・ニューロンの出番です。

本書イラストのネコみたいにちょっとゆるんだ表情がいいかもしれません。緊張もゆるめて、ちょっと笑顔を作ったほうが、副交感神経が刺激されてリラックスできますよ。

途中で挫折しても大丈夫！

さて、この本を読んだ直後のあなたは「よし、やるぞ！」という気概《きがい》に満ちているかもしれません。でも来月や再来月になったら、だいたいの人は忘れてしまうでしょう。

これは脳の機能なので、仕方ありません。そのとき、もう猫背がほとんど治って気にならなくなっているのなら構いません。

でも、人は弱いものです。30秒で終わる肋骨ゴシゴシ体操すらしなくなり、猫背で机に向かったり、スマートフォンを操作したり……という感じかもしれません。

でも、それでいいんです。

猫背で簡単に死ぬわけじゃないんです。気楽に、再スタートしましょう。

「1週間しか続かなかった」のでも、かまいません。

来月、また1週間やりましょう。

その〝挫折〟を6回繰り返したら、それは「半年間、ちょっとずつ継続した」という〝成功〟です。

特に、この本の猫背解消法は、数日で効果があります。ずっと「忘れたころに思い出す」ことを続ければ、それは大成功なのです。

「継続は力なり」ということわざがありますが、難しいからこそ価値があるわけです。その〝継続〟の定義を、ちょっと広くしてみましょう。

そうなると次に、来月や再来月に再開するための方法が必要となります。

そのために、**未来の自分に伝言をしましょう。**

スマートフォンのリマインダー機能や、メールの予約送信などが使えます。カレンダーや手帳の半年後のページに、「肋骨ゴシゴシ！」と一言だけ書いておくのもいいでしょう。たまにしか見ない場所に、思い出すためのきっかけを仕かけるのもいいですね。仕事机の引き出しの奥や、衣替えのタイミングで開ける衣装箱など、いろいろあります。メモを書くのも面倒だったら、この本をそこに置いてもいいでしょう。たまに見る場所に、ちょっとしたきっかけがあればいいのです。

この本を読んで、やる気になっている今がチャンスです。あとになったら「そこまでしなくてもいいか……」とか思ってしまうかもしれませんから。

第4章

意識改革で、見違えるような自分になる！

「あの人、かっこいいなぁ」は、改善の第一歩

一番の肝！「続かないから難しい」問題

猫背を解消していくためには、定期的に身体を伸ばすことが大事です。忘れてしまうと、また猫背に逆戻りですからね。

でも……「忘れないで続ける」というのは、実に難しいことです。

それなのに、猫背改善の指導では、だいたい「ストレッチを忘れないように習慣化しましょう」と言われるだけの場合が多いので、みなさん続けられないのが悩みと聞きます。

私としては、これは「猫背解消のために必要なことの、半分が抜けている」と思えてなりません。「習慣化しましょう」といわれて「できました！」となるのは、かなりストイックな人か、習慣化の方法を知っている人に限られます。

そもそも、脳にとって**「新しい習慣を身につける」というのは難しいのです。**

人間の脳は、重要な判断に労力を割《さ》く設計になっています。言い換えると、「毎日の些《さ》

細《さい》なことについては、考えずに行動できる」ようになっているのです。

外出したときに「あれ、玄関の鍵はかけたっけ？」と思い出せなかったことはありませんか？「鍵をかける」というアクションは毎日繰り返されるため、考えなくても済むようになっているからです。

もっとシンプルなところで言えば、自宅のリビングのドアの開け方について、いちいち考え込むような人はいませんよね。電灯をつける、換気扇を回す、テレビをつける……初めてのときは頭を使いますが、慣れてしまえば完全に無意識でできるようになります。

また、壁やデスクに「部屋を片付けよう！」とか「おやつは控えめに！」といった標語を貼っておいても、一週間もすれば気にならなくなってしまいます。**いつも目に入る情報を、脳は無視するからです。**

だから工事現場などでは毎朝、安全標語を声に出して復唱し、安全具を指差し確認するという規則を設けています。こうした工夫をせずに標語を掲《かか》げておくだけだと、短期間しか意識できないからです。

セルフ・イメージをアップデートすれば、意識は定着する！

私は仕事柄、患者さんから著名な方まで、いろいろな人に会う機会があります。自信がある人は姿勢がよく魅力的に見えます。

落ち着いた人は、いい姿勢をしているものです。その姿勢を真似していると、自然と自分自身も落ち着いてきます。平常心を真似するのは難しいのですが、外面にあらわれた姿勢や歩き方を真似することで、内面の模倣《もほう》にもつながってくるのです。前にも書いた「形から入って魂を入れる」です。

ただ、人間の脳は「意識する」→「続ける」というのは苦手です。しかし、表層意識ではなく、深層意識にまで刻み込めば、「意識し続ける」必要はないのです。

「そんな難しいことは、とてもできないよ……」と思われるでしょうか？　いえ、大丈夫です。

人はだれでも、「人当たりがいい」「背が高い」「数字に強い」「喋るのが苦手」……といったセルフ・イメージ（自己認識）を持っています。

新しいことを覚えるのではなく、いま持っている、そのセルフ・イメージを更新《アップデート》すればいいのです。

「背筋がピンと伸びた自分」というセルフ・イメージが獲得できれば、日常生活においても身体の無意識的な使い方は変わるのです。「背中の丸い自分」というセルフ・イメージを持っているままだと、エクササイズだけでは治りません。

中には「自分はエクササイズ『だけ』で治った」という人もいるでしょう。その人は、**自分でも気づかないうちに意識改革をしていて、それに気づいていないのです。**

猫背矯正ベルトや、紐《ひも》でタスキがけして猫背を矯正する方法も同じです。猫背は作業の姿勢や心理状態などが合わさった〝結果〟なのですから、〝原因〟を無視して無理やりベルトで引っ張っても、ベルトを取れば元通りです。

しかも、身体は「猫背になろう」としているのですから、互いに引っ張り合ってケンカする状態になります。これでは疲れるばかりです。

だから、こうしたアイテムは本来「意識づけ」のために用いるべきなのです。無意識に背中を丸めようとした瞬間、動きが邪魔されて「おっと、忘れていた」と思い出させてくれます。

さらにこの場合、**強く締めないほうがかえって効くようです。**軽く紐がかかっている状態だと、いちいち表層意識で考えるのではなく、深層意識レベルで〝思い〟続けてくれるので、「なぜか分からないけど、身体が勝手に背筋を伸ばした」というぐらいに感じます。

「真似る」は「学ぶ」……ロールモデルを探そう

「かっこいい自分になる！」と思おうとしても、なかなか難しいものです。でも、簡単な方法があります。

「かっこいい人の真似をする」

これだけです。テレビや映画の俳優でも、身近な人でもかまいません。姿勢のロールモデル（role model＝お手本となる人）を探して、「あんなふうになる！」と記憶しておくのです。

あなたがお手本とする、憧れの対象は、だれでしょうか？　素敵な人、憧れる人の姿勢はきっと、背筋がピンとしているはずです。

そして、真似するという行為には、大きな力があります。

兼好法師の『徒然草』の第85段に、「偽りても賢《けん》を学ばんを賢といふべし（嘘でも賢人の真似をしようとする人を、賢人というのです）」という言葉があります。これは「狂人の真似とて大路《おおじ》を走らば、即《すなわ》ち狂人なり（『頭のおかしい人の真似だ』といって、それを実行すれば、本当に頭のおかしい人だ）」という文章に続けて書かれたものです。

「学ぶ」の語源が「真似ぶ」だといわれるように、模倣というのは、目指す対象を身につけ、本物になる入り口なのです。

現代科学では、これを「ミラー・ニューロンの働き」として説明します。人間には「自分と似た動作をする相手に、親近感を覚える」「親近感を覚えた相手と、同じ動作をしようとする」という本能があります。

これは、表層意識で「真似しよう」とするのとは違い、本当に無意識で、「気づいたら真似をしていた」ということになります。

夫婦というのは全く異なる遺伝情報を持っているはずですが、長年連れ添った夫婦は姿勢や動作、表情などがソックリになる、なんていいますよね。**人には、模倣によって無意識レベルで変わっていく能力があるのです。**

「見られている意識」が、あなたを変える！

見られている人は美しい

俳優やタレントがかっこいい理由は、元からの容姿だけではありません。よくいわれることですが、「見られると、美しくなる」のです。

大人になってから、何かで注目されて急にたくさんテレビ出演するようになった人を見ると、わかります。

テレビに出始めのころは「なんか、普通の人だなぁ」という印象を持ちますが、出演回数が増えてくると「なんか、この人、垢抜《あか》けてきたなぁ」と思うようになり、やがて「あれ、なんか輝いてる?!」と思えてきます。

こういう人は、最初は「自分なんかが、こんなところに立っていていいのかな……」と思っていますが、慣れて自信がついてくると、背筋が伸びてきます。私自身、テレビに出るようになって同じ経験をしました。

テレビなどの収録では、常に複数の方向からカメラが回っています。だから1台のカメラにだけキメ顔をしても仕方がないので、〝どの方向から見てもかっこいい自分〟になるしかありません。

その状況に慣れていくうちに、カメラの回っていないところでも自然とそういう立ち居振る舞いをするようになるのです。

四方八方から見られる状況というのは、脳がほどよい緊張を感じて、ごく軽い警戒体制を取ります。

前にも書いたように、少量のストレスはスパイスです。これによって心も身体もピンとして、自然と「どこから見ても隙《すき》のない自分」になるのです。

そして、テレビに出なくても、脳を似た状態にすることができます。

一人で歩いているときも「これは映画のワンシーン」という〝つもりになる〟のです。

コーヒーを飲んでいるとき、車を運転しているとき、食事をしているとき、掃除をしているとき……ドラマや映画には、あらゆる生活のシーンが出てきます。その撮影中だと思ってしまえば、脳は「そんな気になる」のです。

なぜなら**潜在意識は、現実とイメージをあまり区別しない**からです。パソコンを打つときも、ノートに手書きするときも、スマートフォンを操作するときも……いつだって、映画のワンシーン。そう思うことにしましょう。

そもそも、いまはスマートフォンが普及しています。イメージだけでなく本当に「みんな、いつでも撮《と》られている」のです。

そして街中で写真を撮ると、後ろに関係ない人が写り込んでいたりします。たいていは背景の一部でしかありませんが、ごく稀《まれ》に「あれ？　だれだろう、この人」と思うことがありませんか？　ただ立っているだけ、歩いているだけでも、目を引く人というのは、いるのです。

逆に、あなたがだれかの写真に写り込んだときに「後ろを歩いているこの人、なんかイイね」と思わせることが目標です。それができたら、なんだかいい気がしませんか？

鏡は鑑《かがみ》。自分の姿を教えてくれる

「人に見られている意識」を育てるには、鏡を使うといいでしょう。

たとえば服を買うとき、鏡の前に立ったあなたは、さりげなく格好をつけています。顔は少し緊張ぎみでキリリとしますし、背筋を伸ばし胸を張っていることでしょう。これはだれでも無意識に近いレベルでできていることです。

そもそも「似合うかな？」と鏡を見るのは、「人の視点に立って、自分を確認する」ということです。すでにあなたは、「自分を演出する」ことの入り口に立っているということです。

それを鍛えるために、**毎日、家の鏡で自分の姿をチェックしましょう。**できたら全身が映るサイズ（姿見）がいいのですが、ない場合は洗面台の鏡でもかまいません。ガラス戸があれば、夜だと電灯をつければ自分の全身像が映ります。

それに、町に出ればミラーやショーウィンドウがあります。歩きながら気がついたとき、見回してみると、結構自分の姿が映っているものです。

「かがみ」という言葉は、「鏡」と書きますが、「鑑」という字も「かがみ」と読みます。鏡はミラーの意味ですが、鑑は〝お手本〟を意味します。

最初は他人がお手本でも、だんだん鏡の中の自分自身が、お手本になっていくことが目標です。模倣から入っても、続ければそれは本物になるのですから。

日本人は「集中」と「緊張」を混同している

逆に、「見られている意識」が空回りする場合もあります。

たとえば「がんばっている雰囲気を出しておかないといけない」と思っている人は、特に猫背、またはかくれ猫背になりがちです。全体的に日本人は、猫背の姿勢で机にかじりついている人を「あいつは真面目にやっている」と評価しがちですからね。

そもそも、日本では「集中」と「緊張」が混同されています。

〝集中〟というものには、おおまかにいって「緊張した集中」と「リラックスした集中」の2種類があります。

「緊張した集中」では、覚醒《かくせい》時の脳波であるベータ波が出ています。

「リラックスした集中」では、安静状態の脳波であるアルファ波が出ています。

適度な緊張はパフォーマンスを上げますが、度を過ぎれば害になります。

緊張下で「集中したい」と思うと、交感神経優位となってしまうのです。

毎日、やるべき課題やルーティンワークに追われ、常に緊張状態で働いている人はたくさんいます。心を休めるタイミングを設けないと、「心身のアクセル」というべき交感神経が常に優位になってしまいます。

そんな時こそ、深呼吸しながら肋骨ゴシゴシ体操です。

猫背の人は、本来持っている「自然な立ち方」というプログラムを、生活習慣やストレスによって「猫背」に〝再プログラミング〟していました。そこで**【肋骨ゴシゴシ体操】**と「意識改革」によって、猫背からS字背骨に再々プログラミングするのです。

おわりに

「猫背なくらいで死んだりしない」

深刻な患者さんを相手に治療法を考えたりする医者の感覚からすれば、どこかそんなふうに思っていました。もちろん重大な病気を抱えた結果、極端に姿勢が悪い、というのは話が別ですが、猫背それ自体は、別に病気ではないからです。

しかし、それは日常の快適度だけでなく、メンタルにも響き、その状態が続けば、健康そのものに影響します。本文にも書きましたが最近では、姿勢は健康寿命にも関係がある大事な要素だと考えるようになりました。

第一、姿勢がいい人はかっこいいし、みんなにモテると思うのです。だれでも毎日が違ってくるに違いありません。それに、昔から「健康にいい」と言われてきたものは、だいたい外れがありません。食事でも、呼吸法でも、そして姿勢でも。猫背よりも、背筋を伸ばしたほうがいいというのは、だれもが知っていることです。

猫背を「治す方法」と「予防する方法」は同じです。

猫背にならない生活に、自分で自分をアップデートするしかありません。

あなたは「猫背を治したい！」と思って、この本を手に取りましたよね。その時点ですでに、〝猫背でない自分〟への扉に手をかけているのです。

でも、そもそも「健康」というものは、一日で達成できるものではありません。健康でいるためには、一日を無事に健康であることを積み重ねていくことです。

でも挫折する日があっても大丈夫。視線を上げて、また歩き出せばいい。そんな気持ちになることこそが健康の、猫背解消の、一番の近道なのです。

本書の出版にあたりましては、末武信宏先生のご協力をいただいたほか、杉山元康さん、イラストレーターの伊藤カヅヒロさん、PHP研究所の堀井紀公子さんにお世話になりました。深く感謝し、お礼申し上げます。

2019年1月

小林 弘幸

〈著者略歴〉

小林弘幸（こばやし　ひろゆき）

1960年生まれ。順天堂大学医学部教授。日本スポーツ協会公認スポーツドクター。20年以上に及ぶ外科・移植外科、免疫、臓器、神経、水、スポーツ飲料の研究のなかで、交感神経と副交感神経のバランスの重要性を痛感し、自律神経研究の第一人者として、数多くのトップアスリートやアーティスト、文化人のコンディショニング、パフォーマンス向上指導にかかわる。著書に『なぜ、「これ」は健康にいいのか？』（サンマーク出版）、『全身の細胞が目覚めるセル・エクササイズ』（ポプラ社）、『医者が考案した「長生きみそ汁」』（アスコム）、『死ぬまで歩くにはスクワットだけすればいい』（幻冬舎）などベストセラー多数。

協力　末武信宏

医者が考えた 猫背がなおる30秒ストレッチ

2019年2月7日　第1版第1刷発行

著　者　小林弘幸
発行者　後藤淳一
発行所　株式会社ＰＨＰ研究所

東京本部 〒135-8137　江東区豊洲5-6-52
第四制作部人生教養課　☎03-3520-9614（編集）
普及部　☎03-3520-9630（販売）
京都本部 〒601-8411　京都市南区西九条北ノ内町11

PHP INTERFACE　https://www.php.co.jp/

組　版　朝日メディアインターナショナル株式会社
印刷所
製本所　凸版印刷株式会社

ISBN978-4-569-84211-0